家族のための「在宅医療」読本

事例でわかる!

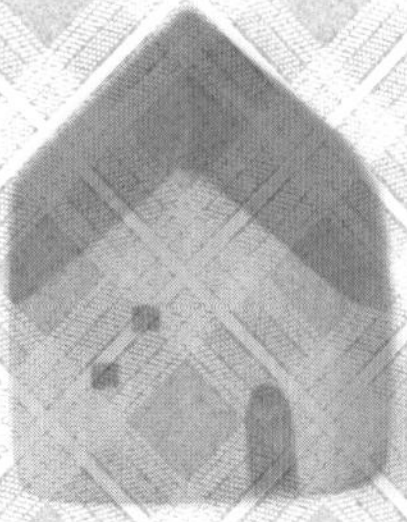

医学博士
内田貞輔
Uchida Teisuke

幻冬舎MC

事例でわかる！
家族のための
「在宅医療」読本

はじめに

2020年に新型コロナウイルス感染症の世界的流行が起こり、私たちはこれまでの生活や仕事などの習慣を変えざるを得なくなっています。そうしたなかで、一般の患者さんたちの医療の受診行動にも変化が起きています。

これまでは病院に定期的に通院したり、入院したりしていた人が、院内感染への不安や、家族との面会ができなくなる事態を避けたいという気持ちから、病院へ行くのではなく、家にいながら診療・治療を受けられる「在宅医療」を選択するようになっています。

特に、新型コロナウイルス感染症の重症化リスクが高いとされる高齢者やその介護をしているご家族にとって在宅医療のメリットは大きく、実際に私のクリニックでも在宅医療を希望する相談が急増しています。

国も、介護保険制度を導入した2000年以降、要介護になった人やお年寄りを住み慣れた地域で支える「地域包括支援」の構想を進めており、在宅医療を行う医療機関は各地で年々増加しています。今後、感染症の拡大が収まったとしても、おそらく「病院から在宅医療へ」という大きな流れはますます加速していくでしょう。

しかしながら、現在のわが国の在宅医療がその本来の真価を発揮できているかというと、まだまだというのが現状です。

患者さんやご家族では、在宅医療というしくみ自体をまだ知らない方も少なくありませんし、在宅医療は病院へ行けない人が仕方なく選ぶもの、という後ろ向きなイメージをもつ人もいます。また、せっかく病院やケアマネジャーに紹介されて在宅医療を始めても、途中で介護をする家族の不安や負担が増大してしまい、病院へと逆戻りになるケースも珍しくありません。

さらに、在宅医療の医療・ケアの内容も、実は医療機関によって差があります。在宅療養支援診療所は「24時間365日」の対応をすることが定められています。しかし、それができない施設も実際には多く、訪問診療に充てられる時間や人員に限りがある施設では、十分な訪問や支援ができていないケースもあるようです。つまり一口に在宅医療といっても、提供する医療・ケアの“質”の違いが問題になってきているのです。

私は、2015年に静岡県で在宅医療クリニックを開院し、在宅専門のクリニックとして、常に質の高い在宅医療を追求してきました。現在は首都圏に4つの在宅クリニックを展開し、スタッフとともに24時間365日、患者さんのお宅を回る日々を続けています。開院から6年余りで、お付き合いをした患者さんはのべ3500人を超え、1000人以上を看取りました。

2017年には、在宅医療について1人でも多くの方々、特に高齢者を介護するご家族に知っていただきたいという思いで、『1時間でわかる！ 家族のための「在宅医療」読本』を出版しました。ただ、前著は在宅医療とは何かという説明や、在宅医療の始め方、在宅介護の基本など、基礎的な知識の紹介が中心でした。

そこで、あらためて在宅医療をしている人の生活やそこで感じた思い、在宅介護での困り事といった在宅医療のリアルな姿を紹介したいと考えるようになり、第２弾として『事例でわかる！ 家族のための「在宅医療」読本』を執筆することにしました。

本書では、タイトルにもあるように在宅医療の実際の事例を多く取り上げています。在宅医療を導入する前から、在宅介護を始めたばかりの初期、慣れてきた中期、そしていわゆる終末期・看取りに至るまで、その時々の事例を紹介しながら、私たち医療･介護スタッフが行う具体的な支援について解説していきます。

また事例の解説を通して、私の考える質の高い在宅医療とはどのようなものか、在宅医療のあるべき姿とは、といった視点も盛り込んでいます。

在宅医療は、１人で通院するのが難しいと感じる人で、家で生活をしたいという希望があれば誰もが利用できるものです。

そして在宅医療の真価は、高齢者や要介護の人が家で療養しながら少しでも長く暮らせること、介護をするご家族も安心して見守れることにあります。あくまでも主役は患者さんとご家族であり、それをサポートするのが私たち医療・介護スタッフの仕事です。

在宅医療は、決まったシステムのなかで医師が診療し、患者さんがそれに従うという病院医療とはまったく異なるものです。患者さんの健康状態、家庭環境、ご家族の人間関係によって必要な支援は違ってきますから、個々に話し合いをしながら方針を決めていく必要があります。また、時間とともに患者さんの心身の状態は変化し、ご家族の思いも変わっていきます。そのご家族の時間の流れに沿って、細やかに寄り添っていく姿勢も不可欠です。

患者さん一人ひとり、すべてが個別の事例である在宅医療は、具体的なエピソードのなかにこそ、その本質が浮かび上がってくるように思います。

本書を参考にしていただき、質の高い在宅医療を選び、要介護になっても安心して在宅で過ごしている患者さんとご家族が増えることが、私の心からの願いです。在宅医療の基礎的なことから知りたいという方は、前著も併せてお読みいただければ幸いです。

そして、在宅医療の担い手である医師や看護師、介護スタッフなどの方々にもぜひ本書をご一読いただき、わが国の在宅医療の“質”の向上のための議論を深めていっていただければ、たいへんうれしく思います。

目次

Part 3 「在宅で長く過ごす」ためのサポート

Part 4 最終段階こそ、在宅医療の良さがわかる

Part 5 在宅看取りで、命を受け継ぐ

Part 0

在宅医療を知っていますか?

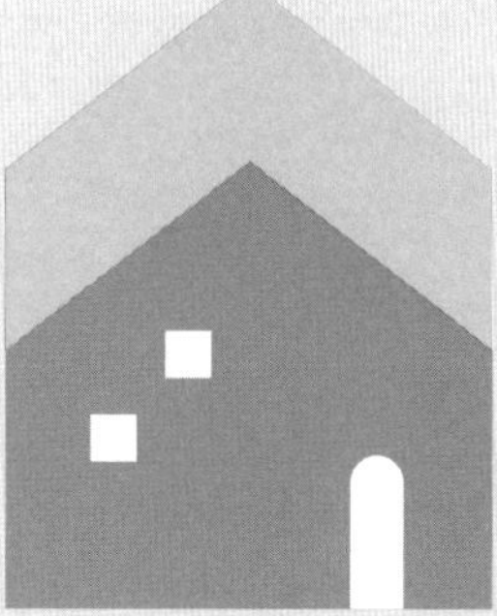

新しい感染症の出現で注目される「在宅医療」とは？

2020年春から、新型コロナウイルス感染症が世界的に大流行しています。この新しいやっかいな病原体は、ごく短い期間に世界をまさに一変させてしまいました。

変わったのは通勤や仕事の仕方、マスク着用、手指消毒といった日常生活だけではありません。国民の医療との付き合い方や医療のあり方そのものも、大きく揺さぶられています。

これまでは頻繁に病院に通っていた人も、感染を避けたい気持ちから、受診を控えているケースも多いのではないでしょうか。入院にしても、万一院内感染が起これば、家族といっさい会えないまま療養生活が続き、最悪の場合はそこで人生を終えることもあり得ます。「何かあれば病院へ」という日本人の“病院信仰”も、今後は変わっていかざるを得ないのかもしれません。

このような未曾有の経験を経て、これまで以上に注目が集まっているのが「在宅医療」です。

日本は世界で最も高齢化が進んでいる国です。近年は、住み慣れた自宅で生活・療養をできる高齢者を増やすため、国も在宅医療を推進しています。厚生労働省の推計（2018年）では、2025年には在宅で診療を受ける人が100万人に達するという見込みもあります。新型コロナウイルス感染症の流行により、この流れはさらに加速することが予想されています。

1人での通院が難しくなったら、在宅医療を検討

それでは在宅医療とは、どのようなものでしょうか。

簡単にいえば、在宅医療とは、自宅や施設にいる**患者のところへ医師や看護師らが来てくれる**、という医療のスタイルです。イメージとしては、少し前の時代によく見られた地域の医師が患者宅を訪問する「往診」に近いでしょう。

しかし現在の在宅医療は、昔の時代の往診の要素だけでありません。また受けられる医療の内容もずっと進化しており、病院とほぼ変わらない医療を自宅で受けることができます。そこで在宅医療の概要から、説明していきましょう。

＜在宅医療を利用できる人＞

在宅医療を利用することができるのは、以下のような人です。

❶1人での通院が困難になってきた人

❷退院後や慢性疾患などで、療養が必要な人

❶でいえば、高齢になって足腰が弱っている、呼吸器や心臓などの病気がある、認知機能が落ちてきているなど、高齢者1人での通院が難しくなっている場合は、在宅医療を検討してほしいと思いま

す。従来のかかりつけ医に診てもらえないことを心配する人もいますが、病院の主治医と在宅医とが話し合い、病院の治療を在宅で続けていくことも可能です。

❷では、入院治療を受けて退院したあとや、入院療養中で症状が落ち着いている人が自宅に戻りたいと希望する場合、在宅医療に移行できるケースが多くなっています。日中は家族が不在という家庭や高齢者の1人暮らしであっても、在宅医療では医療・介護のスタッフがチームで療養生活を支えていきます。

■在宅医療を利用できる方（例）

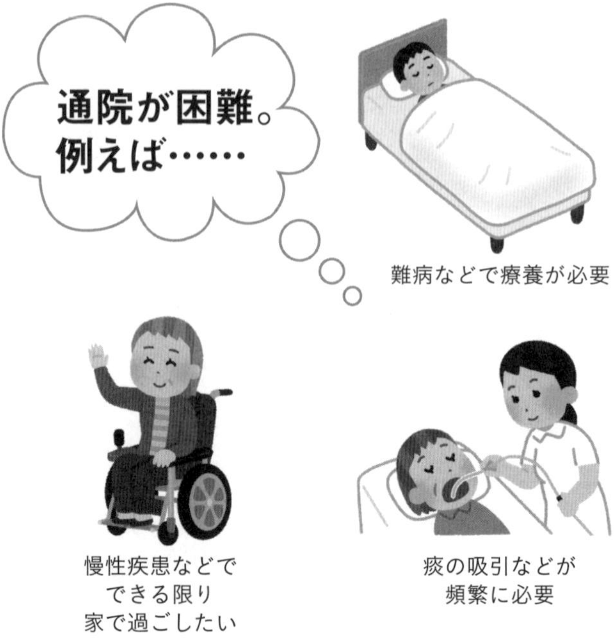

要介護の人に、メリットが大きい在宅医療

体の弱くなった高齢者や慢性的な病気で要介護になった方にとって、在宅医療は多くの利点があります。私が考える在宅医療のメリットとしては、次のものが挙げられます。

＜在宅医療の10のメリット＞

① 住み慣れた環境で安心して療養ができる

住み慣れた自宅では、安心してその人のペースで生活・療養をすることができます。心安らぐ自宅という環境が、高齢者にとって生きる活力になることも珍しくありません。

長く入院していた高齢者では、自宅に帰ると心身の状態が改善することがあります。病院で寝たきりだった人が、自宅に戻ると表情が豊かになり**会話が増える**こともありますし、病院では食事ができなかった人が自宅で好物を食べ、**食欲が戻る**ケースもあります。

② 通院が難しくても、医師・看護師が自宅を訪問する

高齢者は循環器内科で血圧の薬をもらい、関節痛で整形外科に診てもらうなど、いくつもの診療科にかかっていることが少なくありません。足腰が弱っている人が月に何度も通院するのは、本人も付き添うご家族も大変な負担になります。

在宅医療では患者さんは自宅にいるだけで「病院が来てくれる」ため、**通院にかかっていた時間的・体力的な負担を軽減**できます。

③ 外来診療や療養病棟と変わらない医療を受けられる

在宅医療では、血圧や血糖値などの管理から、認知症、心疾患、がん、関節疾患、皮膚疾患など、幅広い分野の診療を行っています。在宅医は問診や各種検査をして、薬の処方や生活指導などを行います。必要に応じて連携している精神科や整形外科、眼科、歯科などの専門医が訪問することもあります。

最近はレントゲンや超音波検査、心電図検査など、持ち運び可能な検査機器も増えており、**自宅にいながら、外来診療や療養病棟とほぼ変わらない医療**を受けることができます。

④ 特別な管理が必要な人でも対応できる

胃ろうをはじめとした**経管栄養、酸素療法、人工呼吸器**を装着しているなど、特別な医学的管理が必要な人は、自宅での療養は難しいと思われがちです。

しかし、こうした特別な管理が必要な人でも多くの場合、在宅医療を選ぶことができます。がんの患者さんでは、通院治療と並行して緩和ケアを行うことも可能ですし、通院が困難になったときは自宅で治療や緩和ケアを受けることもできます。

⑤ 他科の薬もまとめて管理、多過ぎる薬を整理できる

多くの慢性疾患をもつ高齢者は、複数の診療科から似たような薬が重複して出されているケースがあります。また薬を飲めていないのに、薬の効果がないと勘違いをした医師が薬を増量してしまい、

多過ぎる薬の副作用でふらつきや認知機能の低下などの悪影響が起きていることもあります。

在宅医療では、患者さんの生活のなかに医師が入っていくことで、薬をきちんと飲めているかといった生活状況も把握しながら、他科の薬も含めて管理をしますので、**不要な薬を整理**できます。

6 看護・介護の多職種連携で生活全体をサポートする

在宅医療を始めると、在宅医や訪問看護師、ケアマネジャー、ホームヘルパーなど多くの“在宅療養を支えるプロ”が自宅を訪れ、高齢者や要介護の人の生活を見守ります（28ページも参照）。

さらに高齢者本人の心身の状態だけでなく、住んでいる環境やご家族の生活状況、介護の経験などを考慮し、本人もご家族も無理なく自宅で過ごしていけるように生活全体をサポートします。

7 体調の小さな変化にも、24時間365日の対応が受けられる

在宅医療に特化している「在宅療養支援診療所（病院）」では、「24時間対応」が1つの条件になっています。在宅療養をしていて食欲が落ちている、微熱がある、痰がからんで呼吸が苦しそうといった困ったことがあれば、夜間でも休日でも**24時間365日クリニックに連絡をしてOK**です。医師が電話で指示をするだけでなく、臨時に訪問をすることもできます。

8 本人、家族にとって負担の大きい入院を減らせる

高齢者にとっては、入院による環境変化はそれ自体が大きなスト

レスになります。入退院を繰り返すうちに、心身の状態が落ちてしまう人も多いですし、家族も入退院の手続きや付き添いなどは負担が大きいものです。在宅医療では、在宅で経過を見ながら細やかに体調管理ができるため、**無用な入院を減らす**ことにつながります。

⑨ 必要に応じ、地域の病院での検査や入院もできる

在宅医療を行うクリニックは、地域の病院とも連携して診療を行っています。在宅療養中に自宅内で転倒して骨折してしまったなど、病院での治療が必要になった場合は、在宅医が提携している病院に連絡し、必要な検査や治療を受けられます。

⑩ 希望に応じて、在宅でのターミナルケア・看取りができる

高齢者や要介護の人に「最期まで、住み慣れた自宅にいたい」という希望がある場合、それを叶えてあげられるのが在宅医療です。

近年は、自宅で家族の看取りを経験したことがある人はほとんどいません。ご家族も「看取りができるのか」と不安に感じると思いますし、本人も「家族に迷惑を掛けるのでは」と悩むことも少なくありません。そうした葛藤に寄り添い、一緒に悩みながら、**本人の望む看取りを実現**できるよう支援していくことも、在宅医療チームの大切な役割です。

患者と家族の生活を支えるオーダーメイド医療

＜病院医療と在宅医療との違い＞

先に最近の在宅医療では、病院と変わらない医療を受けられると書きましたが、厳密にいえば、やはり在宅医療は病院とまったく同じではありません。また在宅では、病院と同じ医療が必要なわけでもないのです。

そもそも病院医療と在宅医療では、その目的も環境も違いますし、医療としての得意・不得意も異なっています。

病院医療の最大の目的とは、病気を治療することです。当たり前と思うかもしれませんが、病院では病気を治すことが何よりも優先されます。そこに患者さんの生活や自由な意思が入り込む余地はありません。特に高齢の患者さんは病院という特殊な“アウェイ”の環境に身を置くことが大きなストレスになり、心身が弱ってしまう例、認知症が進んでしまう例は少なくありません。

一方の在宅医療は、家庭という**患者さんの“ホーム”に医師や看護師が入っていく医療**です。

自宅には患者さんの地域の生活があり、家族や親しい人の存在を感じながら暮らせる安心感や自由があります。そこで求められる医療とは、医学的な知見を活かして要介護の人の生活をサポートすることであり、時間とともに変わっていく本人やご家族の思い・悩みに寄り添うことです。

つまり、在宅医療は、**患者さん一人ひとりの経過や思いを十分に**

汲みながら「生活を支えるオーダーメイド医療」です。病院医療の簡易版や劣化版では決してなく、在宅医療でしかできないこともたくさんあることを多くの人に知ってほしいと思います。

医療保険と介護保険、
2つの制度で高齢者を支える

それでは次に、在宅医療を利用するときに知っておきたい制度や利用できる医療・サービス、利用方法などを解説します。

在宅医療で受けられる医療・サービスは、大きく2つに分けられます。1つは医療保険（健康保険）による医療・看護です。そしてもう1つが介護保険による介護サービスです。

「医療」の部分は健康保険に加入している人であれば誰でも利用できます。一方「介護」のサービスを受けるには、介護保険申請をして要介護（要支援）の認定を受ける必要があります。

在宅療養をするときには、この医療と介護の2つを組み合わせて在宅医療の方針やケアプラン（介護保険サービス計画）を決定し、要介護の人と介護を担う家族の生活を支援します。

＜医療保険で受けられる在宅医療＞

医療保険で受けられる在宅医療・看護は、大きく次の4つがあります。

❶ 定期訪問診療

定期訪問診療は、**計画的・定期的に医師が患者さん宅を訪問**し、

診療を行うことです。在宅医療では、この定期訪問診療が医療面の基本となります。

患者さんの状態によって月 1、2 回、決まった日時に訪問するというケースが多いと思いますが、看取り期には週に数回など、頻回に訪問するケースもあります。

定期訪問では医師と看護師が自宅へ行き、血圧や脈拍、体温のチェックや必要な検査・診療を行います。さらに食事や服薬、排泄など、生活面についても本人やご家族と話をします。

定期訪問で継続的に経過をみていくなかで、患者さんの状態が変わったときや、今後の変化が予想されるときは、在宅医療の方針もその都度見直していきます。

❷臨時の往診

患者さんやご家族の求めに応じて、医師が自宅を訪ねるのが臨時の往診です。24 時間対応の在宅療養支援診療所（病院）であれば、夜間や早朝でも、**電話をして往診を依頼する**ことができます。

ただ臨時の往診は、救急車とは異なり、医師が駆け付けるまでに 30 分～ 1 時間ほどかかる場合があります。それでも、これまでの経過をよく知る在宅医が診るほうが、結果的に適切な医療につながるケースが多いようです。救急搬送が必要なときは在宅医が緊急入院の手配を行いますので、クリニックに連絡をしてください。

❸訪問看護

訪問看護は、看護師が患者さん宅を訪問し、**看護や日常生活の支**

援、介護のアドバイスなどを行うものです。訪問看護は医療保険と介護保険、それぞれで利用できます（26ページも参照）。

胃ろうや人工呼吸器を使用している人の医学的な管理、がんの緩和ケアなど、専門的なケアが必要なときには医療保険による訪問看護が入ることが多くなります。

医学的な管理が必要な人では、週に2、3回など訪問看護を手厚くすると看護師が医療行為の多くを行えるうえ、介護をする人の不安にもきめ細かく対応ができ、在宅療養を続けやすくなります。

④その他（薬剤管理、栄養食事指導、歯科診療など）

・訪問薬剤管理

医師の指示によって薬剤師が自宅を訪問します。月に1回、週に1回など定期的に医師が処方した薬を届けるほか、薬の服薬状況や保管状況を確認する、複数の薬の飲み合わせ、同じような働きの薬の重複がないかなどをチェックし、医師にも報告します。

・訪問栄養食事指導

医師の指示により、栄養士が患者さんの自宅を訪問し、体調や病状に合わせた栄養の取り方や、その人の好みや飲み込む力（嚥下機能）、家庭の家事力に合った献立例などをアドバイスします。

・訪問歯科診療

歯科医師が訪問し、自宅でできる歯の治療や入れ歯の調整などを行うこともあります。嚥下の訓練など、食べ物を噛んで飲み込む機能を維持できるようにサポートするのも、訪問歯科医師の役割です。また歯科衛生士が、歯磨きや入れ歯の手入れ、歯磨きをできないときの口腔ケアなどについて指導をすることもあります。

■在宅医療で受けられる主なサービス

かかりつけ医などが自宅などでの療養が必要だと判断したときに、以下のサービスを受けられます。

訪問診療	通院が困難な方のご自宅に 医師が訪問し、診療を行います。
訪問歯科診療・ 訪問歯科衛生指導	通院が困難な方のご自宅に 歯科医師・歯科衛生士が訪問し、歯の治療や入れ歯の調整などを通じて食事を噛んで飲み込めるよう支援を行います。
訪問介護*	看護師等がご自宅に訪問し、安心感のある生活を営めるよう処置や療養中の世話等を行います。
訪問薬剤管理*	通院が困難な方のご自宅に 薬剤師が訪問し、薬の飲み方や飲み合わせなどの確認・管理・説明等を行います。
訪問による リハビリテーション*	通院が困難な方のご自宅に 理学療法士・作業療法士・言語聴覚士が訪問し、運動機能や日常生活で必要な動作を行えるように、訓練や家屋の適切な改造の指導等を行います。
訪問栄養食事指導*	管理栄養士がご自宅に訪問し、病状や食事の状況、栄養状態や生活の習慣に適した食事等の栄養状態や生活の習慣に適した食事等の栄養管理の指導を行います。

＊医師の指示のもとで実施

一方、介護保険で受けられるサービスは、自宅で受けられるもの、介護施設で受けられるものなど、さまざまなタイプがあります。主なものを以下に挙げておきます。

❶ 自宅で受けられる介護サービス

・訪問看護

看護師が定期的に患者さんの自宅を訪れ、清拭や排泄ケアなどの看護、褥瘡《じょくそう》（床ずれ）の治療などの医療処置、医療機器の管理、生活支援などを行います。1回の訪問で1時間ほど滞在することが多いため、じっくりと時間をとって患者さんやご家族に向き合うことができます。

・訪問介護（ホームヘルプ）

ホームヘルパーが自宅を訪問し、必要な支援を行います。料理や掃除、買い物、通院の付き添いといった生活支援のほか、食事介助、入浴介助といった身体介護を行うこともあります。

介護福祉士の有資格者や一定の研修を受けたヘルパーは、経管栄養や痰の吸引といった医療処置も行うことができます。

・訪問入浴

専門スタッフが訪問し、寝たきりの人や要介護度の高い人に対し、自宅で入浴介助を行います。移動入浴車で訪問する、専用の浴槽を運び込んで入浴介助をするといったケースなどがあります。

・訪問リハビリテーション

理学療法士、作業療法士などのリハビリの専門職が自宅を訪問し、リハビリテーション指導をします。通所リハビリ（デイケア）が難しい人で、医師がリハビリを必要と判断した場合に行われます。

❷施設で受けられる介護サービス

・デイサービス（通所介護）

利用者がデイサービスセンターや特別養護老人ホームなどの施設に通い、施設で生活支援を受けるサービスです。朝に自宅に来る送迎車で施設に行き、施設で食事やレクリエーション、入浴などのサービスを受け、夕方に帰宅します。要介護の人の生活を活性化するとともに、介護をする家族の負担軽減にも役立ちます。

・デイケア（通所リハビリテーション）

利用者が介護老人保健施設や病院などへ通い、理学療法士や作業療法士、言語聴覚士からリハビリの指導を受けます。リハビリの内容には、手足の機能回復、立つ・歩くといった基本動作の訓練、家事のような日常生活動作の訓練、発語などの言葉の訓練などがあります。

・ショートステイ（短期入所生活介護・短期入所療養介護）

数日から数週間など、短期間だけ施設や病院に入所し、生活介護を受けることです。介護をする家族が体調を崩したとき、冠婚葬祭などで一時的に不在になるようなときのほか、家族の介護疲れの解消・予防のために利用することもできます。

③１人暮らし高齢者などの見守りサービス

要介護度が高い人の１人暮らしに対しては、看護師やヘルパーが24時間体制で定期巡回する「定期巡回・随時対応型訪問介護看護」というサービスがあります。夜間に自宅を訪問し、排泄ケアなどを行う「夜間対応型訪問介護」もあります。

④その他（福祉用具のレンタル、住宅改修など）

介護保険サービスで、車椅子や歩行器、介護用ベッドなどの在宅介護に必要な福祉用具をレンタルすることができます。

また、在宅療養のために廊下やトイレに手すりを設置する、車椅子で移動できるようにバリアフリーに改修するといったときには、住宅改修費の補助を受けることができます。

在宅医療チームを支える多職種と主な役割

在宅医療では、医療・介護の多職種のスタッフが連携し、要介護の人の生活を支えます。

病院では、医師が治療方針を決めてリードしていく形になりますが、在宅医療では、医師よりも患者さんや家族と接する時間が長い訪問看護師やヘルパーも、とても重要な役割を担っています。**多職種の専門家が１つの「チーム」となって**、日々細やかに情報共有をしながら在宅療養を進めていきます。

関わる職種は地域や医療機関によっても異なりますが、主な職種と役割を簡単に紹介しておきます。

・医師（在宅医）

患者さんと家族の意向・要望をふまえ、在宅での医療面の方針を決めるのが医師の役割です。定期訪問診療や臨時の往診を行い、診察や治療、薬の処方などを行います。がんの治療中の患者さんでは、病院の医師が主治医、在宅医が副主治医となり、役割分担をしながら在宅療養をサポートするケースもあります。

・看護師（訪問看護師）

医師と連絡を取り合いながら、要介護の人の日常生活の看護から、経管栄養・緩和ケアなどの医療処置、介護をする家族への生活相談などを行います。医療と看護・介護の両面から、患者さんと家族を支えてくれる在宅療養には欠かせない存在です。

・医療ソーシャルワーカー（医療連携室）

患者さんと家族を在宅医療につなぐ橋渡しをするのが、医療ソーシャルワーカーです（当院では医療連携室がこれに相当）。在宅医療を希望する利用者の相談を受けるほか、病院の退院時カンファレンスに同行したり、在宅療養の環境整備を支援することもあります。

・薬剤師、栄養士

医師が処方する薬を届けるほか、薬の管理や適正使用についてみていく“薬の専門家”が薬剤師です。療養している患者さんの食事・栄養摂取についてアドバイスなどを行う“食事・栄養の専門家”が栄養士（管理栄養士）になります。

・理学療法士、作業療法士、言語聴覚士

いずれもリハビリテーションの専門職です。理学療法士（PT）は寝返りをうつ、座る、立つ、歩くといった基本動作の機能回復を指導します。作業療法士（OT）はトイレや着替え、食事などの作業動作を支援します。言語聴覚士（ST）は聞く、話すなどのコミュニケーション領域や摂食・嚥下の機能改善を支えます。

・歯科医師、歯科衛生士

歯や歯茎、口の中の健康について診察や治療、指導を行うのが歯科医師や歯科衛生士です。虫歯が多い、入れ歯が合わないなどで食物をよく噛めないと、全身の栄養状態にも影響します。また口の中の衛生状態が悪いと誤嚥性肺炎を起こすリスクが高くなります。

・ケアマネジャー

介護保険サービス全般の知識をもち、介護分野のまとめ役といえるのが、ケアマネジャーです。要介護度や本人・家族の要望などをふまえ、介護保険サービス利用の全体的な計画＝ケアプランを作成します。在宅療養をする際の住宅改修や介護ベッドなどの福祉用具レンタルも、ケアマネジャーが窓口となって行います。

・ホームヘルパー（訪問介護員）

日常生活の手助けをしてくれるのが、ホームヘルパーです。30分、45分、1時間などの単位で自宅を訪問し、買い物や料理などの生活援助、食事介助などの身体介護を行います。

在宅医療を利用するときの流れと費用の目安

＜在宅医療の利用の流れ＞

在宅医療を行う医療機関を知りたいときは、住んでいる市町村の地域包括支援センターや介護サービス事業所などで相談をしましょう。ほかに地域のクリニックのホームページなどを確認し、直接、医療機関に問い合わせをする方法もあります。

通院・入院をしている人は、治療を受けている医療機関の相談窓口で在宅医療の希望を伝えると、紹介してもらえることがあります。

なお、在宅医療を始めるにあたり、まだ介護保険申請をしていない人は、自治体の地域包括支援センターや介護保険の窓口で申請をしてください。要介護度の認定が出るまでには1、2カ月ほどかかります。申請と同時に、担当のケアマネジャーも選定します。

すでに要介護（要支援）認定を受けている人はケアマネジャーと相談しながら、在宅療養に必要な準備を整えていきます。

＜在宅医療の費用の目安＞

在宅医療にかかる費用は「医療費」と「介護保険サービス費」の2つです。年齢や収入などによって自己負担額は変わりますが、基本的なしくみは以下のようになっています。

・医療費の自己負担額＝１～３割

・介護保険サービスの自己負担額＝１～３割

実際の費用は、医療・介護の内容によって変わりますが、医療や介護の費用が高額になった場合、限度額を超えた分が払い戻される制度もあります。こうした制度も利用すれば、費用負担を抑えながら、在宅療養を続けることができます。

在宅を迷っているなら、その気持ちも含めて相談を

これまで在宅医療の概要から、在宅で受けられる医療・サービス、在宅医療に関わる多職種、利用の流れなどについてざっと説明をしてきました。在宅医療について、少しはイメージが具体的になったでしょうか。

患者さんや要介護の本人、介護を担うご家族に知ってほしい在宅医療の基礎的な情報については、私の前著『1時間でわかる！ 家族のための「在宅医療」読本』にも詳しく掲載しています。併せて参考にしていただけたら幸いです。

ただ、在宅医療の実際やリアルな介護生活について、文字だけでお伝えするのはなかなか難しいのも事実です。

「在宅医療の基本的なことはわかったけれど、自分たち家族に本当にできるのか」と不安を感じ、最初の一歩を踏み出せないという方も少なくないかもしれません。

そういう方は、まず**悩んでいるという気持ちも含めて、在宅医療を行うクリニックに相談**をしてほしいと思います。

私たちは在宅医療を始める前の段階から、患者さんとご家族のサポートに取り組んでいます。不安や課題を1つずつクリアして、在

宅療養に踏み出した方々からは「最初は不安だったけれど、やってみたら意外にできた」「もっと早く在宅にすれば良かった」という感想をいつもお聞きしています。

そして在宅療養をスタートした方には、住み慣れた自宅で少しでも長く暮らしていただけるよう、多職種のスタッフが支援をします。

在宅で療養している間には、さまざまなことがあります。時間の経過とともに、高齢者や要介護の人の状態は変わっていきますし、急な体調変化で慌てたり、家族も介護に疲れてしまったりすることがあるかもしれません。特に人生の終わりが近づく段階では、迷わずにいられるご家族はいないのではないでしょうか。

しかし、その時々の本人やご家族の不安・葛藤に寄り添い、一緒に悩みながら解決策を考えていく――。それこそが病院医療にはない、在宅医療の重要な役割だと私は思っています。

そうした在宅での生活を経て、大切なご家族を見送った方々は、皆さん口をそろえて**「在宅で看取ることができて、本当に良かった」**と心からの笑顔で話してくださいます。

このような在宅医療の真の魅力を知っていただくためにも、次のパートからは在宅医療の導入期から看取り期まで、さまざまなシーンの事例を取り上げ、そこでの在宅チームの関わりや支援について紹介していきたいと思います。

Column

在宅医療でも活用が増えそうな「オンライン診療」

新型コロナウイルスの感染拡大により、在宅医療の現場にも導入されるようになったのが「オンライン診療」です。

オンライン診療とは、パソコンやスマートフォン、タブレットなどの通信機器を使って、医師が離れた場所にいながら患者さんの診療を行うものです。医師としては、直接患者さんに接して聴診や触診をし、検査などを行って多くの情報源からその人の状態を総合的に判断したいところです。ただし、患者さんの希望やそのほかの状況により、感染リスクを避けなければならないときは、オンライン診療も１つの選択肢になります。

当院では、今のところ、オンライン診療を行えるのは、これまでに医師の診察を受けたことがある人に限っています。体調が安定している人であれば、テレビ電話や電話でも薬の処方などを行えます。ただオンライン診療では医学的な診断が難しいこともあるため、来院をお願いすることもあります。採血やレントゲンなどの検査、医療用麻酔、精神薬の処方などは、オンラインでは行えません。

最近では、自宅にいる患者さんの脈拍などの数値が24時間自動で計測され、オンラインで医師に届くといった医療機器も開発されています。こうした技術が進化すると、オンライン診療でできることもさらに増えていくかもしれません。

Part 1

在宅医療を始めるまでの物語

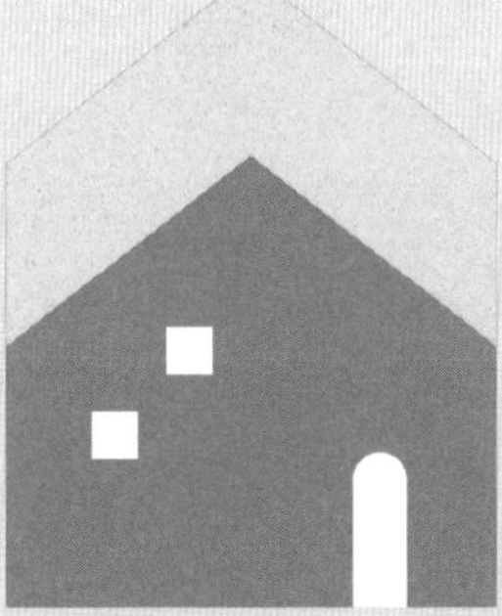

「在宅医療」という選択肢があることを知ってほしい

最近では、「在宅医療」という言葉自体を聞いたことがある人は、増えているのではないでしょうか。

書店へ行けば、在宅医療にまつわる一般書もたくさん発刊されていますし、在宅死をテーマにした映画なども作られています。社会の高齢化が急速に進むなかで、年を取ったとき、あるいは大きい病気をしたときに、どこでどういう医療を受けたいか、どのように療養生活を送りたいかなどは、多くの人にとって身近な問題になっていると思います。

しかしながら、在宅医療の現場で私たちが直面しているのは、「まだまだ在宅医療を知らない人が多い」という現実です。

在宅医療という言葉はなんとなく聞いたことがあるけれど、実際にはどんなものか知らないし、どのように始めればいいのかもわからない。そういう方々が少なくないと感じています。

そのために、本当は医療・介護のサポートが必要なのにもかかわらず、在宅医療に結びついておらず、生活自体が立ち行かなくなるギリギリの状態で暮らしている高齢者は珍しくありません。

特に高齢世代の人は、この10年余りで広まってきた在宅医療や在宅で受けられる介護サービスをよく知らない方も多いようです。

さらに、戦後の日本を支えてきた今の70代、80代の方々は「子どもには迷惑を掛けたくない」とか、「自分の体が動くうちは人の世話になりたくない」といった気持ちも強くあります。

その結果、周りに相談をしないまま、心身の健康を維持できなくなり、警察や役所など行政機関からうちのような在宅医療クリニックに支援の依頼がくることもよくあります。

ですから、ある程度の年齢になって健康や体力に不安を覚えるようになったら、**早めに在宅医療クリニックに相談**されることをおすすめします。特に持病がなくても、高齢になれば誰でも耳が遠くなったり、歩行が不安定になったり、物忘れが出てきたりします。

高齢者本人が相談に行くのが難しいときは、息子さん、娘さんからクリニックなどに連絡していただいてもいいと思います。早い段階で在宅医療チームと関係をつくっておけば、その時々に応じた支援を受けられます。

また、病院で通院・入院治療を受けていた人では、退院時などに病院の医師や担当ケアマネジャーから、在宅医療を紹介されることがあると思います。当クリニックでも、地域の医師やケアマネジャーからの紹介で、在宅医療に入る人が多数を占めています。そうした地域医療・介護の専門家から紹介されたときは、ぜひ在宅医療を検討してほしいと思います。

「在宅医療は終末期の人が受けるもの」といった誤ったイメージから、利用を躊躇する人もいるようですが、決してそうではありません。患者さんや要介護の人が**自宅で安心して生活できるよう医療・介護で支援を行っていくのが、在宅医療**なのです。

事例１

元気だった高齢者が、自宅で動けなくなり、寝たきりの衰弱した状態で発見される

- 年齢・性別：80代男性、Ａさん
- 住まいと家族の状況：個人宅に１人暮らし（妻と離別、子どもは離れた地域に住む）
- 健康状態・既往：持病や通院先はなし
- 要介護（要支援）認定：要介護１

Ａさんは、80代の男性です。妻と別れて子どもも独立したあとは、戸建ての自宅で長い間１人暮らしをされていました。特に大きな持病はなく、１人で自立した生活をしていました。

当クリニックのある静岡県では、70歳以上の人を対象に、デイサービス（通所介護）を利用した介護予防教室を実施しています。Ａさんも時々、このデイサービスに参加していましたが、ある頃から姿を見せなくなったそうです。

１人暮らしのＡさんがデイサービスに来なくなって、１カ月以上が経った頃。心配になったデイサービスの仲間から、民生委員に「心配だから様子を見てきてほしい」と依頼がありました。

そこで、地域の民生委員がＡさん宅を訪れると、やせ細ったＡさんが布団に寝たきりになっているのを発見しました。声を掛けると

薄く意識はあるものの、**尿も便もその場に垂れ流しという、変わり果てた姿**だったそうです。

驚いた民生委員から、東京に住んでいる息子さんに連絡がいき、息子さんの了解を得て、私たちのクリニックが支援に入ることになりました。

あとでAさんに聞くところによると、「ある日、急に動けなくなってしまった」と話していました。おそらく軽い脳梗塞ではないかと思いますが、急に体を思うように動かせなくなり、最初の頃は、這うようにしてトイレに行ったり、食事をしたりしていたそうです。

そのうちに、這って移動することもできなくなり、食べ物も食べられない、水分もほとんどとれないという状態で、1カ月近くも寝ていたそうです。

一時期、Aさんの友人が軽食や飲み物などを枕元に届けたこともあるようですが、一歩間違えれば本当に命を落としかねない、非常に危険な状態でした。

また最初の診察に同席してもらった息子さんと話をしたところ、2カ月ほど前にAさんのところへ様子を見に来たときは、ふつうに問題なく生活をしていて、会話もおかしなところは特になかったそうです。息子さんは「大きな病気もなく年の割には元気だと思っていたので、こんなことになるとは、まったく想像しなかった」と青ざめた顔で話されていました。

私たちはAさんに対し、定期訪問診療を計画し、介護保険サービスで家事などの生活支援を行っていくことにしました。

医療面では脱水と栄養失調が進んでいたため、点滴をして栄養補給をするところからスタートしました。

食べ物を咀嚼したり消化したりする機能も落ちていましたが、最初は流動食から始め、少しずつ通常の食事をとれるように訓練していきました。同時に全身の筋力が衰え、関節が固まるといった症状もありましたので、身体機能の回復のためのリハビリも段階的に進めていきました。

介護保険サービスでは、1人暮らしのAさんのために訪問介護のヘルパーが毎日入り、買い物や食事の用意、食事介助、トイレの介助などの支援をしました。食事をしっかりとれるようになってくると、やはり体力の回復にもスピードがついてきます。

こうして在宅医療チームで継続的に支援をしていくなかで、Aさんは少しずつ体力と自信を取り戻していき、寝たきりで発見されてから10カ月後には、1人で歩いて買い物に行けるくらいまで回復されました。

現在も、私たちはAさん宅に月1回定期訪問診療をしています。私たちが訪ねると、Aさんはいつも人懐こい笑顔を浮かべ、「あのときは本当に危なかった。先生たちは命の恩人だ」と、私たちに何度も感謝の言葉を伝えてくださいます。

解説！

要介護になるきっかけで多いのが、脳卒中

ある程度の年齢になると、Aさんのようにある日を境に急にガクッと状態が変わってしまうことがあります。

きっかけとして多いのは、Aさんも疑われた**脳梗塞、脳出血といった脳血管疾患（脳卒中）**です。脳卒中は、認知症に続いて高齢者が要介護になる原因の第２位となっています。

脳卒中というと、急に意識を失って倒れるイメージがありますがそうした劇的な症状がいつも現れるわけではありません。脳で小さい梗塞（血管の詰まり）が起きているのに、本人や周りの人が気づかないことも意外に多くあります。

また一過性脳虚血発作といって、一時的に脳の血管が詰まって体に異変が生じても、しばらく経つと症状が消えてしまうことがあります。そのため「たいしたことはない」と考えてしまい、受診しないでいるうちに重篤な状態になる例もあります。

脳卒中が疑われる典型的な症状は、次の3つです。高齢者自身や周りの人が気づいたときは、すぐに受診をしてください。

❶ 顔の麻痺

顔の片方がだらんと下がったり、笑うとゆがんだりします。飲み物を飲むときに口をうまく動かせず、こぼしてしまうこともあります。

② 腕の麻痺

片側の腕に力が入らなかったり、しびれたりします。両腕を肩の高さでまっすぐ前に伸ばすと、片腕だけ下がってしまいます。

③ 言葉の障害

短い文をしゃべろうとしても言葉が出てこない、ろれつが回らないなども脳梗塞（脳卒中）の症状の1つです。

高齢者は、ちょっとしたことで体力が落ちてしまう

脳梗塞のような大きい病気でなくても、油断はできません。高齢者では、風邪を引いて寝込んでいた、膝や足首を傷めて外出を控えていたなど、ちょっとしたきっかけで筋力・体力が落ちて**「フレイル（虚弱）」**と呼ばれる状態に陥り、次第に要介護の状態に移行していくことがよくあります。

最近、高齢期の健康維持や介護予防には、このフレイルを防ぐことが非常に重要とされています。

一度寝込むなどして筋力が低下すると、風邪は治っても買い物に出たり、家事で体を動かしたりするのがおっくうになります。体を動かさないので食欲もわかず、食事も簡素なものになりがちです。すると、栄養不足によってますます筋肉が少なくなり、衰えがいっそう進む――という悪循環に陥ってしまうからです（右ページ図）。

今回の新型コロナウイルス感染症の流行でも、感染予防で外出を控えることで中高年を中心にフレイルの人が増えており、今後、要

フレイルの概念

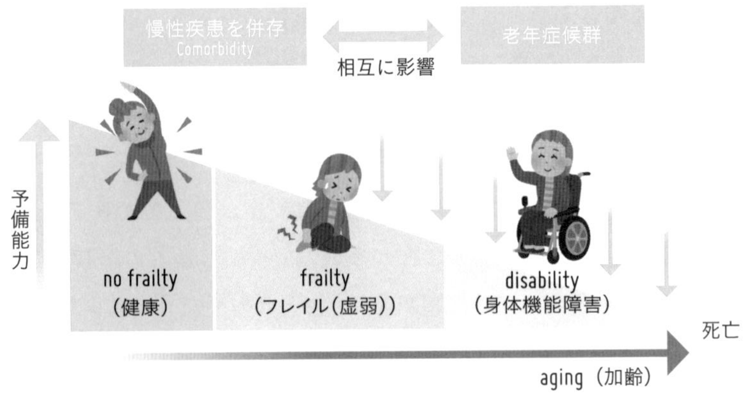

フレイルのサイクル

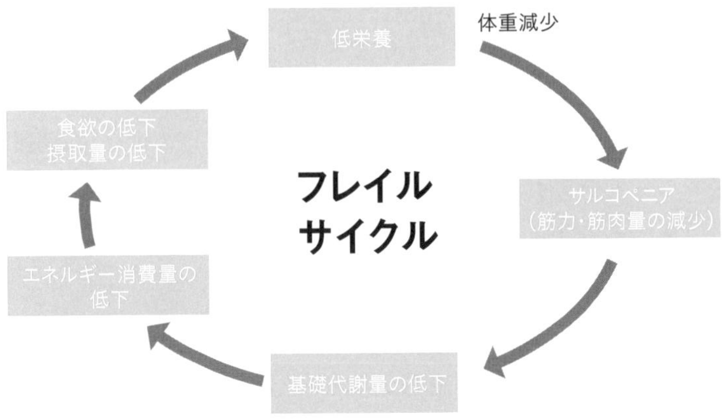

介護になる人が急増するだろうと懸念されています。

さらにAさんのように、高齢者は一度体力が大きく低下してしまうと、自力で回復するのは困難なことが少なくありません。

在宅医療は、「予防医療」にも強い

さらに高齢者は、客観的には明らかに支援が必要な状態でも、自分からはSOSを出せないことが多いのです。私たちの経験としても、お年寄りが自分で「足腰が弱り、物忘れの不安も出てきたから、在宅医療で見守ってほしい」と訴えてくることはほぼありません。

おそらく本人は、年を取って体力が落ちたり、具合の悪いところが増えたりするのは当然と思っているのでしょう。また、人さまに迷惑を掛けたくないという意識もあり、ずいぶん前から支援が必要になっていたのに、何もしないまま時間が過ぎ、ひどく状態を悪化させてしまうケースは珍しくありません。

近年は、高齢者の1人暮らしや、高齢夫婦だけの世帯が圧倒的に多くなっています。やはり親がある程度の年齢になったら、息子さん、娘さんの世代が、いざというときに相談できる地域の在宅医療クリニックを探しておくと安心だと思います。

在宅医療は、実は**「予防医療」も得意**としています。今より体力低下が進んだり、病気が悪くなったりしないように治療や生活の指導をすることができます。「うちの親は、今はなんとか暮らしているから、まだ相談するのは早い」と思わず、気軽に連絡をしてほしいと思います。

事例1で知ってほしいポイント

- 高齢者が要介護になる原因で多いのが、脳卒中。
顔や腕の片側の麻痺、言葉がうまく出ないなどの兆候に
気づいたら、できるだけ早期に受診をする。

- 高齢者は、風邪で寝込むなどちょっとしたことで
筋力、体力が低下し「フレイル（虚弱）」になりやすい。
フレイルから、要介護に移行することも多い。

- 高齢者は、一度体力が大きく低下してしまうと、
自力で回復するのは困難なことが多い。

- 高齢世代は、支援が必要なのに自分からSOSを出さない、
出せないことが多い。息子・娘など、周りの人が早めに
相談できる在宅医療クリニックを探しておくと安心。

- 今より体力低下が進んだり、病気が悪くなったりしない
ための「予防医療」として、在宅医療を活用することもできる。

事例 2

高齢の夫婦２人世帯。認知症になった妻が通院や介護サービスを拒否する

- **年齢・性別：70 代女性、B さん**
- **住まいと家族の状況：戸建ての持ち家に、夫婦２人暮らし（子どもは独立して、別居）**
- **健康状態・既往：過去に精神疾患を経験。現在、認知症を発症**
- **要介護（要支援）認定：なし**

B さんの家庭は、70 代の夫婦２人暮らしです。

B さんは30 代の頃に精神疾患を発症。夫と結婚してからは、良いとき・悪いときの波はありましたが、夫の理解もあり、全体的にはおおむね状態は落ちついていました。そのなかで一人息子を育て、無事に成人させています。40 代の息子さんは独立し、今は隣県で仕事をしています。

60 代の終わり頃から、B さんは認知症の症状が現れるようになったそうです。最初の頃は、物忘れのような症状が中心でしたが、次第に「人に物やお金を盗られた」「近所の人が勝手に家に入り、持っていった」などの妄想も強くなっていきました。

そのうちに、自宅の周りで偶然**近所の人を見かけると、「泥棒した**

だろう、警察に電話する」といった暴言をぶつけるようになってしまいました。

さらに夫が、Bさんに認知症の病院を受診しようと促しても、「自分は病気ではない」「病院は何をされるかわからないから嫌だ」と強く拒否を示します。介護保険サービスも本人が嫌がって、まったく利用していないとのこと。ほとほと困り果てた夫から、当クリニックに相談がありました。

夫の話から、Bさんを連れて受診してもらうのは無理だと判断し、まず当クリニックの医療連携室のスタッフが、Bさん宅を訪問することにしました。スタッフが訪れると、Bさんは「なぜ来たのか、帰れ」と案の定、強い拒否を示します。当初の数回は、訪問しても会うことすらできない状態が続きました。

しかし、根気よく訪問を繰り返すうちにBさんも少しずつ態度が軟化。次第に自宅に上がり、お茶を飲んだり会話をしたりができるようになりました。

そこで連携室のスタッフは、治療や介護の話をするのではなく、Bさんの趣味の話にじっくりと耳を傾けることに徹しました。Bさんはとても手先の器用な方で、ビーズできれいなブローチや小物を作るのが得意です。そこで作品を見せてもらったり、創作の話を聴いたりするなかで、Bさんとの心理的な距離を縮めていきました。

Bさんとの信頼関係ができたところで、「年齢的にも、健康面のチェックを受けるといい」と提案。Bさんの了解をもらって、ようやく医師が定期訪問診療に入れるようになりました。

Ｂさんの治療としては、イライラや夜間の興奮といった症状については、薬を処方することにしました。

同時にスタッフが付き添ってデイサービスの見学に行き、Ｂさんの好きな手芸ができる施設を見つけ、週２回利用することにしました。これによって生活にメリハリがつき、Ｂさんの不安感やもの盗られ妄想も徐々に落ちついてきています。

デイサービスの利用で、毎日昼夜を問わず、Ｂさんを見守っていた夫の負担も少し軽減され、最近は夫の表情にも余裕が出てきています。ホームヘルパーが１日に１回入り、調理などの家事の手伝いをしており、それも非常に助かると喜んでおられます。

当クリニックが関わるようになって、１年ほどになりますが、現在もＢさんご夫婦は２人で在宅療養を続けています。

ただＢさんは、医師の訪問にはいまだに抵抗を示すため、月１回の定期訪問では、診療時間より少し前に医療連携室のスタッフがお宅へ出向き、Ｂさんから手芸を教えてもらう時間という設定にしています。手芸教室の合間に医師も顔を出すというかたちにすると、親しいスタッフがいるためか、Ｂさんも安心して診療を受けられるようです。

医師と看護師、連携室のスタッフで綿密に打ち合わせをしながら、訪問診療と生活支援を続けています。

解説！

在宅医療で行う、認知症の高齢者の支援

認知症を理由に、在宅医療を始めるケースは増えています。高齢者が要介護になる要因の第１位が認知症です。

Ｂさんの事例のように、大きな持病などがなく身体的には健康という人では、**本人は認知症だと自覚できないことも多い**と思います。

ただ本人も「何かおかしい」とは気づいていて、混乱や不安を抱えています。そこで周りが失敗を責める、本人の話を頭ごなしに否定するといった対応を続けていると、それによってますます混乱し、問題行動がひどくなることがあります。

介護が必要になった原因

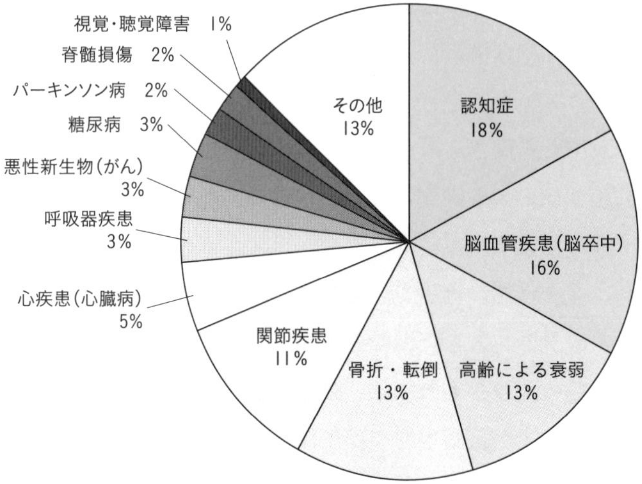

出典：厚生労働省「2019年 国民生活基礎調査の概況」
第15表　現在の要介護度別にみた介護が必要となった主な原因の構成割合より改編

また、家族の側がなかなか認知症という事実を受け入れられない例もあります。しっかり者できれい好きだった母親が変わってしまい、夫や息子、娘がそれを受け入れられずに叱り続ける。そうした家族間の葛藤が起こることもよくあります。

ただ、認知症の方を抱える家族が大変なのは事実です。認知症は症状の現れ方や進行の仕方も、人によってそれぞれです。生活が昼夜逆転し、夜中に興奮して騒ぐとか、徘徊が多くなって警察にたびたび保護される、家族や周りの人に暴力・暴言をぶつけるといった症状が出てくると、家族も疲弊してしまいます。

実は私の母親も、認知症の祖母の介護をしています。祖母が紙おむつをトイレに流してしまい、汚水が部屋にあふれた経験もあります。忍耐強く認知症の人の介護をされている方には頭が下がりますし、何かこれをすればいい、という手っ取り早い解決策があるわけもないことは理解しています。

それでも、Bさんの事例のように、認知症の症状が出てきて通院も介護サービスも嫌がるといった場合、在宅医療を検討することをおすすめします。在宅であれば、患者さんの慣れた自宅へ医師や看護師、スタッフが行って話をしますから、病院に行くのに比べて患者さんのストレスを軽減できます。

認知症の人の在宅医療は、強い興奮などは薬で症状を緩和することもありますが、基本的には生活支援が中心になります。**認知症の人の困った症状にどう対応すればいいかを看護師・介護スタッフが**

アドバイスすることもできますし、家事が困難になっていればヘルパーが入ってサポートします。

またデイサービスやショートステイなどの介護保険サービスを利用し、介護をする家族が本人と離れる時間をもつことも大切です。家族だけで抱えていて疲労困憊してしまう前に、相談してください。

患者さんの生活に入り、支える「医療連携室」の役割

当クリニックでは、Bさんの家庭のように、認知症やその他の理由でクリニックに相談に行くのも難しいというようなケースをサポートするため、「医療連携室」を設置しています。医療連携室のスタッフは、看護師などの有資格者で医療・介護の知識をもつ専門家です。

一般に、病院には医療ソーシャルワーカー（MSW）という職種があり、患者さんが転院・退院するときには、治療を引き継ぐ医療機関や施設を紹介しています。そのほか介護保険申請の方法を伝える、医療費負担が大きいときに相談にのるなど、病院の患者さんの治療・療養を支える活動をしています。

当クリニックの医療連携室は、こうした医療ソーシャルワーカーの業務だけでなく、さらに幅広い活動をしています。患者さんや家族から相談を受けるのはもちろん、地域のケアマネジャーや民生委員、地域包括支援センター、高齢者施設、病院など、さまざまな窓口からの依頼・相談を受け、患者さんや要介護の人を在宅医療や適切な支援につなげるのが医療連携室の役割です。

また在宅医療の医師や看護師、ケアマネジャー、介護スタッフといった多職種連携の鍵となるのが、この医療連携室のスタッフです。こうした専門職を指す一般名称はまだ存在しないのですが、あえて名称をつけるとすれば**“在宅医療コーディネーター”**という呼び方がしっくりくるように思います。

現状では「医療連携室」をもつ在宅医療クリニックは、まだ限られているかもしれません。しかし、患者さんや家族が安心して在宅医療を進める土台をつくるという意味で、医療連携室は非常に重要な役割を担っています。

在宅医療クリニックを選ぶ際には、医療連携室やそれに類する職種、窓口があるかどうかを、1つの目安にするのもいいと思います。

事例2で知ってほしいポイント

- 高齢者が要介護になる要因で、最も多いのが認知症。
本人や家族が認知症を認められず、混乱することも多い。

- 認知症によって通院が難しい場合は、在宅医療の開始を検討してほしい。

- 在宅医療での認知症への対応は、一部の症状には薬を使うこともあるが、基本は生活支援が中心。
介護者に認知症の人への対応をアドバイスするほか、家事などの支援を行うことができる。

- 認知症の人の介護をする家族の心身の健康を守るためにも、在宅医療や介護保険サービスを積極的に活用するとよい。

- 「医療連携室」のような相談窓口がある在宅医療クリニックでは、より質の高い支援を行うことができる。

事例 3

50代で進行したがんが発覚。病院での治療中に緩和ケアを希望し、在宅医療をスタート

- **年齢・性別：50代男性、Cさん**
- **住まいと家族の状況：持ち家マンションで、夫婦2人暮らし**
- **健康状態・既往：高血圧、肝臓がん**
- **要介護（要支援）認定：要介護1**

Cさんは、55歳のときに肝臓がんがあることがわかり、病院で手術や治療を受けました。一時は休職も考えたようですが、職場の理解もあり、短時間勤務をしながら、通院での抗がん剤治療を続けてきました。

当初は治療が奏功し、2年ほどは状態が落ちついていたため、通常勤務にも復帰することができましたが、それから少しして58歳のときに再発。肺にがん細胞の転移があることもわかりました。

Cさんはやむなく職場を早期退職し、治療に専念する生活になりました。病院では再び通院で抗がん剤治療を行う計画になっていましたが、前回の治療で副作用が大きかったこともあり、**在宅医療で副作用の軽減をしたい**と、当院に相談をしてこられました。

Cさんに来院してもらってお話を伺ったところ、治療を終えたあとの終末期も意識して、在宅医療クリニックを探していたと話してくれました。また、仕事をもつ妻ともよく話し合い、「最期まで自宅で過ごしたいと考えている」という意思を明確に伝えてこられました。

現在の医療でできる治療がある間は病院で治療をするものの、回復は見込めずに終末期に至ることも十分に意識して、覚悟をもって在宅医療に入ってきたことがうかがえました。

そこで、まず月に2回の定期訪問診療と訪問看護を組み、病院の主治医と連携して抗がん剤治療の期間に合わせて、在宅医が吐き気を抑える薬などを処方。Cさんの希望どおり、副作用を抑える治療からスタートしました。

抗がん剤治療の当初は、前回よりもつらさが軽減し、倦怠感や食欲低下なども深刻ではありませんでしたが、治療を終えても思ったほどの効果は得られず、Cさんはそのまま病院での治療を終えることになりました。

その頃には食事量も減って体力低下が進んでいましたが、Cさんは胃ろうなどの経管栄養や中心静脈栄養は望まないとのこと。そこで痛みや苦痛の緩和を中心に、在宅でラクに過ごせるように医療・介護の方針を変更。Cさんは妻と一緒に外出をしたり、昔の友人に会ったりと、残りの時間を有意義に過ごしておられました。

そして、当初にCさんが希望したとおり、最期は自宅での安らかな看取りとなりました。

解説！

終末期だけではない、生活を支える在宅医療

在宅医療というと、「がん患者さんが終末期に利用するもの」と思っている人も多いかもしれません。

実際にがんの患者さんでは、病院で手術や抗がん剤治療を受け、病院の治療を終えたところで、残る時間は自宅でゆっくりと過ごしたいという希望で在宅医療に移行するケースが多々あります。

そのような利用の仕方もいいのですが、在宅医である私からすれば、Ｃさんのように、**治療中から在宅医療を検討**していただくといいと思っています。現在は、疼痛を和らげる緩和ケアや一部の抗がん剤治療を在宅でも行えるようになっているからです。

在宅医療で対応できるがんの緩和ケアには、次のようなものがあります。

・疼痛対策（麻薬使用）

適切に麻薬を使い、痛みを取り除きます。麻薬には内服薬や座薬、貼付薬、注射などのさまざまなタイプがあります。

・在宅酸素療法

慢性呼吸不全や心不全などがあるときは、在宅酸素療法を行います。専用の装置やボンベから酸素をチューブで吸入します。

・胃ろうなどの経管栄養

胃に専用の穴をあけ、そこから栄養を入れるのが胃ろうです。鼻

から消化管にチューブを入れ、栄養を送る経鼻経管栄養もあります。

・中心静脈栄養

静脈の血管に、高カロリー輸液を投与するものです。消化管の機能が落ちている人でも栄養を取ることができます。

・胸水、腹水の除去

胸や腹部に水がたまって内臓を圧迫したり、臓器の正常な機能を妨げたりしているときに、水を抜く処置をすることがあります。

さらに、がんの患者さんのQOL（Quality of Life：生活の質、人生の質）の点でも、早めに在宅医療を利用してほしいと思います。病院でギリギリまで治療をして亡くなる前の数週間だけ自宅で過ごすというのでは、せっかく自宅に戻っても、自分の好きなことをする時間や、家族や親しい人との時間を楽しむことができません。

また、早くから在宅を併用して在宅医療チームと信頼関係をつくっておくと、看取りについての方針や患者さん・家族の希望について、十分に話し合うことができます。数週間という短期間では、それができないまま最期に至ることもあります。

ですから、終末期のためというより、安心して治療に取り組むためにも在宅医療を活用してください。

紹介状から読み取れる、在宅医療に入るまでの物語

現在の在宅医療では、病院に通院・入院をしたことがない人が、いきなり在宅医療で治療を行うという例はごくまれです。やはり病

院でいろいろな治療を受けていたり、入退院を繰り返し、紆余曲折を経てようやく在宅医療にたどり着いた人が多いのが現状です。

そこで当クリニックでは、病院や地域の医師からの紹介で在宅医療を始める人に最初に接するときは、**事前に紹介状をじっくり読み込むというプロセスを重視**しています。

それまで病院で治療をしていた人が、在宅医療に移行するときには、本人にも家族にもさまざまな不安、葛藤があるものです。

病院での治療を諦めていいのか、病院の主治医との関係はどうなるのか、在宅ではどんな療養生活になるのか、終末期や看取りを覚悟すべきなのか。自分や家族の命に関わる難問を前に、「この選択でいいのか」と迷っている人が大半かもしれません。

そうした患者さんや家族の心情に寄り添うためには、これまでの経緯が記された紹介状を、よく読む必要があります。

紹介状から、病院での治療をサポートするための在宅医療ということがわかれば、在宅医療チームから患者さんに掛ける言葉は「一緒にこれから頑張っていきましょう」となります。一方、長く入院していた人が、もう治療はいいから、家でゆっくり過ごしたいと在宅療養を始めるときは、「今までよく頑張りましたね、お帰りなさい」という言葉になります。

医療従事者が紹介状で病気の経過だけを見るのでなく、入退院を繰り返すなど、**苦労して治療をされてきた物語に思いを寄せる**ことで、本人やご家族も安心して在宅医療に踏み出すことができます。

事例3で知ってほしいポイント

- がんの患者さんでは、抗がん剤治療などと併用して、在宅医療をスタートすることもできる。

- 現在は、治療中から治療後の痛み・苦痛を取り除く「緩和ケア」を在宅でも行うことができる。

- 在宅でできるがんの緩和ケアには、麻薬の使用による疼痛対策、在宅酸素療法、胃ろうなどの経管栄養、中心静脈栄養などがある。

- がんの終末期だけでなく、自宅でその人らしく過ごすためにも早めに在宅医療を始めておくと安心。

- 在宅医療チームは、「紹介状」から患者さんと家族のそれまでの物語を読み取り、患者さんらが安心して在宅療養に入れるように支援することを大切にしている。

Column

在宅医は「紹介状」のここを見る

別の病院・クリニックで治療を受けていた人が在宅医療に切り替えるときに、非常に重要な情報源となるのが、事例３でも触れた「紹介状」です。病院の医師と在宅医では、この紹介状の見方も異なります。

病院の医師が紹介状で見るのは、いつ、どこでどんな治療を受けたか、どんな薬を使ってきたか、といった病気の治療内容や経過です。いわば、その病院での治療方針を決めるための情報確認、という意味合いが強いと思います。

それに対して在宅医が見るのは、病気のことだけではありません。これまでの治療内容や経過も無論、重要ですが、さらにその背景にある患者さんとご家族の歴史というか、“本人・ご家族の物語”を読み取ることがとても大切になります。

例えば、５年もがんの治療をして苦労をされてきたんだな、つらい思いもしただろうし、本人もご家族も悩んだだろう。そういう患者さんやご家族の一つひとつすべて異なる物語に思いをはせ、「自分だったら」「自分の家族だったら」と想像力を働かせてみるのです。

そうすることで初めて、患者さんやご家族の思いを理解できるようになりますし、そのうえで「この人たちの生活を支えるために何が必要か」という、在宅の治療方針を考えることができます。

Part 2

患者・家族と在宅医療チームの信頼を築く

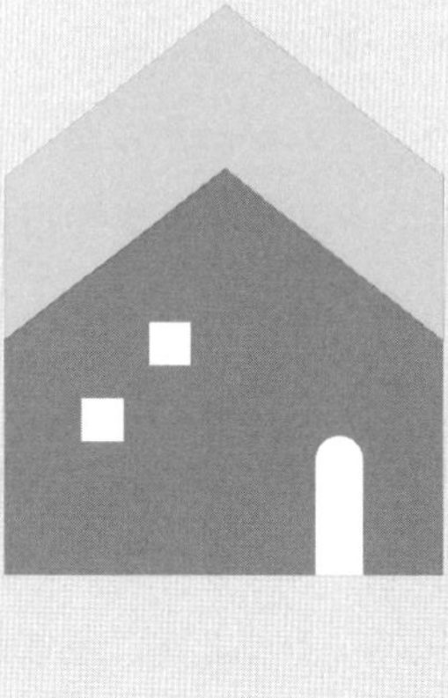

在宅医療のスタート期は、
遠慮をせずに何でも相談を

このパートでは、在宅医療をスタートして間もない時期によく見られる事例を取り上げ、皆さんに知っていただきたい情報を解説したいと思います。

初めて在宅療養や在宅介護をすることになったとき、何の心配もない、という人は少数派でしょう。ほとんどの人は、大なり小なり気掛かりなことがあると思います。

病院に入院していた人の場合、在宅では、病院のように24時間医師や看護師が常駐しているわけではありませんから、「何かあったときにどうすればいいかわからない」というのが、いちばんの不安材料のようです。高齢者や要介護の本人より、むしろご家族のほうが不安を訴えることも少なくありません。

そもそも治療・療養の環境が変わること自体、緊張を伴う体験です。新しい在宅医や看護師、スタッフらがどういう人物で、どのような支援を受けられるのか。それがわからないうちは不安ですし、緊張するのが当然です。本人・家族の不安があまりに強いときは、在宅療養を続けていけなくなるケースもあります。

ここで私がお伝えしたいのは、どんな人でも初めて在宅療養を始めるときには、不安や緊張を覚えるものだということです。

そして、心配なことや気になることは、遠慮なく在宅医療チーム

に相談をしてほしいと思います。

患者さんやご家族は、不安なことや困っていることを何でも在宅医療スタッフに話してください。私たちは、患者さんとご家族のそれぞれの事情や気持ちにできる限り耳を傾け、一緒に解決策を考えていきます。

そうした話し合いを通じて、患者さん・ご家族と在宅医療スタッフとが信頼関係を築き、**関係者全員が1つのチーム**となって在宅療養を進めていくことが大切です。

私のクリニックでも、特に在宅医療を始めたばかりのご家族にはより丁寧な対応を心掛けています。

夜間に電話を受けたときには、電話口でお話しするだけでなく、お宅まで訪問することもよくあります。医療処置が不要なときでも、**医師や看護師の顔を見ることで本人・ご家族に安心していただける**のであれば、十分に意味があると考えています。

また、電話をするほどでもないという気掛かりは、訪問看護師やケアマネジャー、ヘルパーなど、誰でもいいですから話しやすい人に伝えてください。在宅医療チームで常に情報を共有し、必要な対応について検討していきます。

在宅医療のスタート期の不安を乗り越えられると、本人やご家族に、次第にほっとしたような良い笑顔が増えてきます。自宅で心からくつろいでいる温かい表情を見ることが、私たち在宅医療チームの楽しみの1つでもあります。

事例４

肺がんの男性が、在宅医療に移行することに。高齢の妻が在宅介護の不安を訴える

・年齢・性別：80代男性、Ｄさん

・住まいと家族の状況：持ち家の集合住宅に、夫婦２人と次男で同居(ほかに子ども２人が離れた地域に居住)

・健康状態・既往：肺がん、不整脈

・要介護（要支援）認定：要介護４

Ｄさんは、80代になって肺がんが進んだ状態で発見されました。年齢的に手術療法や副作用のある抗がん剤治療は難しいという判断になり、入院していた病院の医師から相談を受け、当院のスタッフがＤさんご夫婦と話をすることになりました。

病院で、まずＤさん本人に話を聴くと、「自分はこのまま病院で死ぬつもりだ」と言います。

当院の医療連携室スタッフが、「本当は自宅に帰りたいのではないですか？」と尋ねると、Ｄさんは静かにうなずいています。しかし、しばらく沈黙したあと、「やっぱり家族に迷惑を掛けるわけにいかない」と言い、病院に留まることを主張します。

次に、Ｄさんの妻にもお話を聴きました。Ｄさんが話すとおり、

妻は**「私が家に１人でいるときに、お父さんがどうかしたら、とてもみられない」と在宅介護に懸念**を示しています。

Ｄさんの妻も70代後半になり、体力に不安があるようです。同居している次男は、平日は仕事でほとんど不在であり、出張も多いとのことです。Ｄさんは特別に体格がいいわけではありませんが、妻はさらに小柄なため、確かに１人でおむつ交換などの身体介護をするのは困難、と思う気持ちも理解できます。

Ｄさんと妻、それぞれの話を伺った医療連携室スタッフは、何よりＤさん本人の「本当は家に帰りたい」という意向を尊重したいと考え、それをＤさんの妻にもお伝えしました。

さらに、妻が行えない介護は医療・介護のスタッフがカバーできること、何かあったときには電話をもらえれば訪問すること、看取りが近づいたときもスタッフが通ってサポートすることなどを丁寧に説明し、ようやくＤさんの在宅療養に了解をもらいました。

Ｄさんが自宅に帰った当初も、Ｄさんの妻はやはりどこか不安げで、硬い表情が続いていました。

自宅に帰って１週間ほどした頃、夜の９時頃にＤさんの妻からクリニックに初めて電話がありました。Ｄさんが夕食後から、胸に痛みを訴えていて、つらそうだということです。そこで、在宅医が「わかりました、ご心配ですね。すぐに伺います」と伝え、Ｄさん宅を訪問しました。

到着したのは９時半を過ぎていましたが、在宅医と看護師がＤさんを診察し、痛みが強くなったときの薬の使い方などについて、あらためてお話をしました。

ひととおりの診療が終わると、Dさん以上にほっとした表情になったのが、Dさんの妻です。私たちが求めに応じて自宅へ来て、Dさんを診たことでとても安心されたようです。

帰るときには「本当にありがとうございました」と頭を下げながら、「これなら、私1人でも家でお父さんをみられそうです」と力強い言葉を掛けてくださいました。

解説!

「困ったら相談できる」と知ることが、安心の基礎

最近では、自宅で家族の介護をした経験がある人は非常に少なくなっています。まして、進行したがんの患者さんを家で介護したことがあるという人はほとんどいないでしょう。

そのためDさんの妻のように、「自分に面倒をみられるのか」「自分1人のときに何かあったら大変」と考えてしまい、不安にかられるご家族も多いものです。

在宅介護と同時に、多くの人は在宅医療についても、詳しい知識があるわけではありません。

在宅医療を始めるときに「24時間対応可能」という説明を聞いていても、それが具体的にどういうことなのかは、リアルに体験する

までイメージができないことも多いものです。

残念なことに、ほかの在宅医療クリニックでは24時間対応をうたっていながら、実際には電話がつながらないとか、電話がつながっても面倒そうに口頭で指示をして終わり、というところもあるようです。そうした話を耳にすれば、患者さんやご家族が不安を抱いたり、疑心暗鬼になったりするのも無理はありません。

そこで私たちは「自宅にいても、困ったらいつでも相談できる、来てもらえる」を、実際に患者さんとご家族に体験していただくことを日頃から意識しています。

診療の現場でも、Dさんの妻のように**「電話で呼んだら本当に来てくれた」**というその事実だけで、心から安心した、自宅でやっていける自信がついたと話してくださる人は少なくありません。

不安なこと、困ったことがあればいつでも相談できる——と知ることが、在宅療養を進めるうえでの安心の基礎になります。

電話をしてきた人の思いに、寄り添える支援を

高齢者が在宅療養をしていると、夜間に体調が悪くなるようなことも珍しくありません。

日中からずっと微熱が続いていて夜になって熱が上がってきた、痰が絡んでいて苦しそうだし眠れない様子だ——そんな夜間の体調の変化は、ご家族も不安がより高まりやすいものです。

そういうとき、ご家族が「こんな時間に電話をするのは在宅の先生に悪い」と遠慮してギリギリまで家で様子を見ていて、明け方に

なって不安に耐えきれなくなり、救急車を呼んでしまった――となるケースがあります。救急車を呼ぶと、そのまま地域の救命救急病院で処置や治療を受けることになり、せっかく在宅で療養を始めた人も病院生活に逆戻りになってしまいます。

こうなってしまうのは“**在宅医療の負け**”だと私は思っています。本人・ご家族が不安になったときに、遠慮なく電話や相談ができる関係を築いていれば、行き違いは確実に防げるはずだからです。

また一般の方たちは、医師に対して遠慮をする気持ちが強いものです。病院での治療中も、たいしたことのない用事で忙しい医師を煩わせてはいけないと、遠慮をしてきた人も多いかもしれません。

けれども在宅医療では、そうした**遠慮や気遣いは無用**です。医師だけでなく看護師やヘルパーなど、さまざまな職種のスタッフが協力して対応しますから、まずは連絡をしてください。

そして私は、「こんな時間に電話をしたら悪いのでは」と迷いながら、勇気を出して電話をしてきた人の気持ちを大切にしたいと思っています。ご家族が「熱が高くなっている」と話すその言葉の裏に(心配なので診てほしい)という気持ちがあることもあります。電話をかけてきた時点で、本人・ご家族はその前に3時間も4時間も苦痛や不安と闘っていたわけですから、安易にもう少し様子を見て、というのも違います。

そのため夜間に電話を受けたときは、本人・ご家族から直接訪問を希望する言葉がなくても、「伺いましょうか？」と、こちらから積極的に声掛けをするようにしています。

事例4で知ってほしいポイント

- 在宅医療のスタート期では、高齢者や要介護の人の世話をする家族のほうが不安を感じることが少なくない。

- 家で生活をしていて心配なこと、気になることがあるときは、遠慮なくクリニックに電話をするか、在宅医療チームの誰かに相談をするとよい。

- 本人・家族から求めがあったときに、実際に訪問をすることで安心して在宅療養を続けられるようになるケースも多い。

- 夜間に発熱や呼吸困難といった体調変化があると、介護をしている家族はより不安が高まりやすい。

- 本人・家族からクリニックに電話があったときは、直接訪問を希望する言葉がなくても、電話をしてきた人の不安な気持ちを思いやり、「伺いましょうか？」と提案、確認をしている。

事例５

在宅療養を始めたばかりの家庭。心不全で息苦しさや呼吸困難があり、本人・家族が不安に

・年齢・性別：80代女性、Ｅさん
・住まいと家族の状況：持ち家の戸建てに、長男一家（長男、妻、子ども）と同居
・健康状態・既往：心筋梗塞
・要介護（要支援）認定：要介護３

80代のＥさんは、２年前に心筋梗塞を発症し、病院で治療を受けています。その後も何回か入退院を経験し、入院をするたびに体力が落ちてきており、在宅で療養を始めることにしました。

Ｅさんは8年前に夫を亡くしたあとに、長男一家と同居をしています。在宅医療を始める際も、40代の長男と妻が在宅療養のために介護ベッドのレンタルなどの環境を整えてくれ、比較的スムーズに在宅生活に入ることができました。

まずは月１回の定期訪問診療と週１回の訪問看護、週２回はデイサービスで在宅療養をスタートしました。

Ｅさんは、家ではベッドに横になっているか、ソファに座っていることが多いということですが、食事はテーブルに用意されたもの

を自分で食べることができます。また足腰が弱っていますが、移動やトイレは、ゆっくりと手すりを使って自力で移動できる状態です。

ただ**最後の入院で体力低下が進んでおり、ご家族も１人で行動することに不安**があり、付き添いや見守りが欠かせなくなっています。

在宅医療にも少し慣れてきた3回目の訪問のときのことです。

いつものように血圧などをチェックし、医師が診察をしたところ、特に異常や気がかりはありませんでした。薬の服薬状況を確認し、また次の１カ月分の処方をして診療を終えようとしたとき、医師が「何か心配なことはありませんか」と尋ねると、Ｅさんが「ときどき息苦しい、胸が痛い気がする」と訴えます。付き添っていた長男の妻も、呼吸が苦しそうなときがあり、心配だというお話です。

心筋梗塞を経験されたＥさんは、心臓の機能がかなり落ちていて心不全も伴っています。それによって息苦しさや呼吸苦が出ることもよくあります。Ｅさんの場合も、心不全の症状の１つで緊急性はそれほど高くないと思われましたが、在宅医は「それでは、ちょっと診てみましょう」と返答。立ち上がりかけていたところをＥさんの前に座り直し、あらためて胸部の超音波検査を行い、念入りに診察しました。

そして「今のところ大きな心配はなさそうです。息苦しいときは、あおむけに寝るよりも、ベッドの角度を上げて背を起こすと少しラクになります。痛みが強くなるときは、連絡をしてください」と伝えました。

医師の詳しい診察と説明を受け、Ｅさんと長男の妻もほっとした表情になり、笑顔で私たちを見送ってくれました。

解説！

患者さんの生活のなかに入っていくのが在宅医療

在宅医療は、病院の医療とは異なっています。最も大きな違いは診療を行う場所、環境です。

病院では、診察室にいる医師のところへ患者さんに来てもらうことになります。一方、在宅医療では病院とは逆に、患者さんの生活のなかにわれわれ医療スタッフが入っていきます。

環境が変われば、それに応じて自ずと医療も変わってきます。例えば高血圧の治療では、病院ならば医師の判断材料になるものは検査などの数値と、患者さんや付き添いの家族の話が中心になります。その結果、血圧や検査値を見て、数値がよくなっていれば治療を継続してもらい、悪くなっていれば薬を変えたり増やしたりする。そういう対症療法がどうしても多くなります。

しかし在宅医療は、医師が患者さんの家のなかに行くのですから、家を見ることが大切だと考えられています。普段口にしている食事や飲料、服用している薬、生活や睡眠の環境、家族との関わりといった、診察室ではわからないたくさんの判断材料を得ることができるからです。

患者さんの血圧が前より上がっていた場合、それは知らないうちに塩分の多い食品をたくさん食べていたのかもしれませんし、家族の心配事があって眠れず、ストレスがかかっていたのかもしれません。そうした**生活のなかの原因や注意したいポイントを確認しながら、具体的な対処法を一緒に考えていく**ことができます。

医師－患者という縦の関係ではなく、耳を傾け、共感する

また病院と在宅では、診療の環境だけでなく、医師と患者さんの関係性も変わってきます。

病院の場合、医師が治療を主導し、患者がそれに従うという主従の関係になってしまうことが多いでしょう。

診察のときのスタイルも、医師が診察室の椅子に座って話すか、病棟ならば医師が立っていて、ベッドに横になっている患者さんを見下ろすかたちで接しています。そうした場面でも、医師が上で、患者が下といった関係性を意識させられると思います。

しかし在宅医療では、そうした医師―患者という“縦”の関係ではありません。**在宅医療の主役は、あくまで患者さん**です。医師も含めて医療・介護のスタッフは、患者さんの横にいて必要なときにサポートをさせていただくのが仕事です。

ですから、当クリニックでは患者さんのお宅に上がるときにも、靴をそろえる、挨拶をするなど、「患者さんの生活に入らせていただく」という姿勢を行動で示せるように意識しています。医師が患者さんと接するときも上から見下ろすのでなく、座って患者さんと同じ目線の高さで会話をすることを心掛けています。

一般の方からすれば、わざわざ説明するまでもない礼儀作法かも

しれませんが、病院勤務の長い医師のなかには、患者さんのお宅でも病院の廊下を歩くようにズカズカと上がり、立ったまま話すような人も時折見かけます。そうしたふるまい1つで、患者さんやご家族の在宅医療の印象が変わってしまうこともあるので、そこは注意しなければならないところです。

また、在宅医療でいちばん大事なのは、患者さん・ご家族が安心して生活できるように**「不安をとる」**ということです。

患者さんやご家族が生活には大きな支障がない症状を訴えてくるとき、「そんなの大丈夫」と軽くあしらう医師もいます。しかし私たちは、そういう小さな不安・不満もすぐに否定せず、耳を傾け、共感するようにしています。在宅医は、気になる症状がどういう原因から来ているかも推測がつきますから、苦痛や不快さを解消したり、和らげたりする方法をアドバイスすることができます。

「話を聞いてもらえた」「気になるところを診てもらえた」というだけで、高齢者は安心されることも多いものです。そうした日々のやり取りの積み重ねが、確かな信頼関係につながっていきます。

事例5で知ってほしいポイント

- 患者さんに病院の診察室に来てもらうのが、病院医療。
患者さんの生活に「入らせていただく」のが、在宅医療。

- 在宅医療の主役は患者さんであり、その横で必要なときに
サポートをしていくのが在宅医療チームの役割。

- 在宅医療チームがお宅を訪問するときは、靴をそろえる、
挨拶をする、患者さんと目線の高さを合わせて会話するなど
礼儀と、親しみのもてる接し方を心掛けている。

- 在宅医療でいちばん大切なのが、患者さんと家族が
安心して生活を送れるように支援すること。

- 患者さん、家族が訴える些細な不安・不満も、否定をせずに
共感する。そうした日常のやり取りが、在宅医療チームとの
信頼関係を強固にする。

事例６

糖尿病で治療中の高齢女性。血糖コントロールの指導などで、担当医に不満

・年齢・性別：80代女性、Ｆさん

・住まいと家族の状況：有料老人ホームに単身で居住。長男一家（長男、妻、子ども）が近居

・健康状態・既往：糖尿病、心不全

・要介護（要支援）認定：要介護３

Ｆさんは、80代後半の女性です。60代半ばで糖尿病を発症。以来、血糖値を下げる薬を飲みながら、食事療法や運動などの生活指導と併せて治療を続けてきています。

５年前に夫が亡くなり、１人暮らしになったため、２年前からは有料老人ホームに入居しています。現在は、杖や手すりなどの補助があれば自分の足で歩くことができ、息子さんや孫たちが時々面会に来て、話をしたり、一緒に車で外出し食事をしたりするのが、Ｆさんの生活の楽しみになっています。

有料老人ホームに入居したあと、以前は通院していたところを在宅医療に変更し、当院が定期訪問診療で入ることになりました。

Ｆさんは糖尿病歴が長く、心臓も弱っていますが、在宅医療の薬

物療法や食事療法によって、糖尿病診断の指標の1つであるヘモグロビンA1cは少しずつ改善しています。在宅開始当初8くらいあった数値が、6.6くらいまで低下してきたところです。

そんなある日、Fさんの息子さんから、当クリニックに連絡がありました。Fさんが在宅医療の担当医を替えてほしいと希望している、とのこと。Fさんの健康状態が安定していたこともあり、最近、担当医の担当を交代したばかりでした。

Fさんの住まいに伺ってあらためて話を聞いてみると、新しい**担当医の食事・生活指導が細かく、あまり外食などをしないようにと注意され、きゅうくつに感じている**ということです。

そこで、Fさんの担当医と、あらためて治療方針について話し合いをしました。

新しい担当医は、もともと病院勤務をしていた糖尿病の医師です。病院での治療方針は、糖尿病の指標のヘモグロビンA1cを6.0未満にすることが、治療目標となります。そのため、数値が下がっているとはいえ、まだ6.5〜6.6くらいのFさんは、しっかりした食事制限が必要だと考えたようです。

また、Fさんが時々息子さんと外食へ行き、うなぎやステーキといった高カロリーの食事をするのを快く思わなかったようで、「そういうのは良くないですね」と注意をしたとのことです。

しかし、在宅医療は病院のように病気を「治す」ことだけが目的ではありません。Fさんが自宅（施設）で安定して生活ができることが最も大切です。

Ｆさんの生活のなかでは、息子さんと月１回程度、外食に行くことが大きな楽しみであり、生活の張り合いになっています。それを厳しく制限されてしまうと、たとえ血糖値の指標の数値が下がったとしても、Ｆさんの心の健康という点では、マイナスになる可能性も考えられます。そのことをＦさんの担当医にも伝えて話し合い、息子さんとの外食を認める方針に変更しました。

月に1回くらいの外食では、好きなものを食べて贅沢をしてもいい。その代わりに、薬を忘れずにきちんと飲み、自宅で食べるときはカロリーや糖質を抑えた食事を選んでもらう。そのようにＦさんにとって実行しやすい生活指導を行うようにしたところ、Ｆさんや息子さんも納得してくださり、現在も担当医を替えることなく、療養生活を続けています。

解説！

病院での医学的な正しさより、患者さんの思いを優先

Ｆさんのようなケースは、病院医療と在宅医療との違いがよくわかる事例だと思います。

病院は「病気を治す場所」ですから、何より治療が優先されます。数値が悪いときは、それを良くするために医師が「こうしてください」と治療法を指示し、患者さんが従うかたちになります。

しかし、在宅医療はそうではありません。

在宅医療チームが入っていくのは「患者さんの生活の場」です。そこで医師が頭ごなしに、「医者の言うことを聞け」という態度で患者さんに接するのは違うと思います。

また患者さんが療養生活のなかで何を大切にしたいかは、人によってそれぞれ違います。Ｆさんのようにグルメで、子どもや孫たちとの外食が大切という人もいれば、食事は質素でもいいけれどタバコはやめたくないという人もいます。

日常生活の介護でも、ヘルパーや看護師にきめ細かく支援をしてほしい人もいれば、家事支援などは最小限でいいので、１人の時間を大切にしたい人もいます。

それぞれの人の価値観を尊重しながら、その人が自宅で長く生活を続けるために、必要な治療・支援は何なのかという視点で医療・介護の方針を検討していくことが重要です。

生活を楽しみながら、家で長く過ごせるように

特に高齢期になると、糖尿病や高血圧、肥満といった生活習慣病を抱える人が多くなります。

こうした慢性疾患は、長期間にわたって根気よく食事制限や運動療法などの生活改善を続けていかなければなりません。あまり厳しくし過ぎると息が詰まり、結局は続かなくなります。

患者さんの状況に応じて、**時々息抜きもしながら、続けられる生活指導**を考え提案をしていくのが、在宅医療ならではの支援です。

実際、塩分や糖質・カロリーを控える食事指導でも、その具体的

な方法はいろいろと考えられます。

例えば、食事のときに何にでも醤油をかけてしまう年配の方がいたとします。高血圧があって減塩をしてほしい、というときに「醤油をかけるのをやめて」と言うと、本人は抵抗を感じるはずです。

本人が面倒と感じることや、ただ我慢をするだけの制限は長く続かないものです。それより「使っている醤油を普通の醤油ではなく、減塩タイプにしてみては」と提案すると、本人も「それならできそう」と思ってくれますし、治療の意欲も高まります。

Fさんのような血糖コントロールでいえば、最新の研究では、高齢者ではあまり厳格にヘモグロビンA1cを下げなくても、好きなものをもりもり食べている人のほうが長命、というデータもあります。ヘモグロビンA1cは高齢者は年齢の10分の1、つまり70代なら7、80代なら8を目安にするといいとされています。

たまの外食や記念日などにご馳走を食べたのであれば、その後、しばらくは質素な食事を心掛ける、というのでもOKです。

ほかにも、調味料や麺類などの主食を糖質オフのタイプに替える方法もありますし、糖尿病の人のための糖質・カロリーを控えた配食サービスも出てきています。自分では調理が難しい人は、そうした市販品を活用するのもいいと思います。

在宅医療チームは、患者さんがその人らしい楽しみをもちながら、長く治療・療養を続けていけるように支援します。治療方針で疑問や困難を感じたときは、医師とよく相談をしてください。

事例6で知ってほしいポイント

- 病院で行われるような厳格な治療・指導は、在宅医療にはそぐわないことも多い。

- 患者さんの「生活の場」である在宅では、その人が大切にしているもの・習慣などを尊重しながら、治療方針を検討する。

- 糖尿病や高血圧といった慢性疾患を抱える人は、治療が長期に続くため、時々は息抜きも必要。

- 食事などの制限が必要なときは「やめる」「我慢する」指導より患者さんが「これならできそう」と思う方法を検討する。

- 生活習慣病の食事療法では、減塩・糖質オフの製品や、食事制限がある人向けの配食サービスなどを活用するのもよい。

事例 7

脳梗塞の再発で、だんだん体が不自由に。介護度が上がり、娘が仕事と介護の両立に悩む

・年齢・性別：70 代男性、Gさん

・住まいと家族の状況：賃貸の集合住宅に1人暮らし。独身の長女が近くに居住

・健康状態・既往：脳梗塞、骨折

・要介護（要支援）認定：要介護3

70 代のGさんは、子どもたちが独立したあとは、夫婦2人で生活していました。

3年前、Gさんは自宅にいるときに脳梗塞を発症。妻が気づいて救急車を呼び、病院で治療を受けました。このときは治療が早かったこともあり、大きな後遺症もなく回復することができました。

しかし、1年ほどして再び脳梗塞を起こして入院。Gさんの手足には軽い麻痺が残るようになりました。本人が懸命にリハビリを続けて、杖をついて自力で歩けるまでは回復しましたが、そののちに妻ががんで他界し、1人暮らしに。

その後は介護保険サービスでヘルパーに家事を手伝ってもらい生活していましたが、年とともに少しずつ体力の低下が進んでいるという状態でした。

Gさんの家の近く、車で20分ほどの距離に住んでいるのが、仕事をもつ50代の娘さんです。

娘さんは、母親が亡くなったときに1人暮らしになったGさんを心配し、同居も考えたとのこと。しかし独立心が強いGさんは、1人で自分のペースで生活するというので、そのまま近居で週に1回程度、週末にGさんの様子を見に行く生活を続けていました。

そんなある日、Gさんが室内で転倒し、骨折。病院の紹介で退院後から、当クリニックが在宅療養の支援に入ることになりました。

Gさんは治療の末に退院しましたが、以前にも増して歩行が不安定になっています。ケアプランを考える際、以前にGさんがデイサービスの利用を嫌がったことがあるということで、とりあえずは月1回の定期訪問診療と、以前のような訪問での家事支援からスタートすることにしました。

責任感の強い娘さんは仕事をしながら、週末に加え、平日にも何度かGさん宅に通っていましたが、徐々に**トイレや入浴などの介助も増え、精神的にも体力的にも負担が大きく**なっていたようです。

疲れた表情でいることが増え、「職場に迷惑を掛けられない」「仕事を辞めたい」という言葉が出てくるようになりました。

悩んでいる様子の娘さんに気づいたヘルパーからの連絡を受け、当院の医療連携室が娘さんに時間を取ってもらい、お話をすることにしました。

医療連携室からは、「独身の娘さん自身の将来の生活のためにも、仕事を辞めないで済む方法を一緒に考えましょう」と提案。

そしてケアプランを見直し、デイサービスを増やして通所先の施設で、食事や入浴を済ませられるように変更しました。併せてヘルパーの訪問回数も増やし、平日は娘さんが通って介護をしなくても済むかたちにして、仕事と介護を無理なく両立できるスタイルをつくりました。

解説!

家族だけで、介護を頑張ろうとしなくていい

介護を始めたばかりのご家族では、まじめで家族思いの人ほど、「家族である自分が面倒をみなくては」と頑張ってしまう傾向があるようです。

しかし、事例のGさんの家庭のように、高齢の親を介護するのは、働き盛りの世代であることが少なくありません。平日の日中はフルタイムで仕事をしていて、帰宅したあとや週末はすべて介護の時間となってしまうと、介護をする側の人が疲れ果ててしまいます。

Gさんのような脳梗塞や心臓疾患では、介護期間は少なくとも年単位になり、平均介護期間は3～5年とされています。認知症や老衰の場合、介護期間がさらに長く、介護生活が10年以上続くケースもあります（170ページも参照）。

長期にわたり、家で在宅療養を続けるためには、**介護をする家族にも負担の少ないかたち**を考える必要があるでしょう。

1週間のケアプラン

	月	火	水	木	金	土
6時						
8時		訪問介護		訪問介護		訪問介護
10時		配食サービス		配食サービス		配食サービス
12時	デイサービス		デイサービス		デイサービス	
14時		ボランティア		訪問診療 訪問薬剤師		
16時						
18時	訪問介護	訪問介護	訪問介護	訪問介護	訪問介護	訪問介護
20時						
22時						
	医師・看護師による24時間対応					

ケアプラン見直し後の家族の介護

- おむつ交換
  1日4～5回→1日1回程度
- 入浴
  入れるのが困難→デイサービスで週2回入浴
- 食事
  作ったものを細かく刻んで食べさせて片づけ→配食サービスを利用することで食べさせるだけに
- 服薬
  1日3回飲ませる→1日1回の内服にし、デイサービスまたは訪問介護で対応

「仕事は辞めないでいい」とアドバイス

介護する人が仕事をしている場合、私たちは「仕事を辞めないでいい」とアドバイスしています。40～50代の人が介護離職をすると、介護が終わったあとに年齢的に再就職が難しくなるケースがあります。その結果、親が亡くなったあとに、中高年の子どもが生活に困窮してしまう可能性が出てきます。

2015年に安倍内閣が「介護離職ゼロ」を掲げて以来、国も働く人や職場に向けたさまざまな施策を行っています。働きながら介護をする人を守るための各種制度も充実してきています。ちなみに現在の介護休業制度には、以下のようなものがあります。

- **介護休業（通算93日まで、介護休業を取得できる）**
- **介護休暇（対象家族が1人の場合は年5日まで、介護休暇を取得できる）**
- **所定外労働の制限（介護が終了するまで、残業を免除）**
- **時間外労働の制限（月24時間、年150時間超の時間外労働を制限）**
- **深夜業の制限（午後10時～午前5時の労働を制限）**
- **所定労働時間短縮等の措置（短時間勤務、時差出勤など）**
- **不利益取扱いの禁止（介護を理由とした解雇などの取扱いを禁止）**
- **ハラスメント防止措置（介護を理由とする嫌がらせ等を防止）**

介護保険サービスと併せて、こうした制度も活用し、仕事と介護の両立を図っていただきたいと思います。

事例7で知ってほしいポイント

- 高齢の親の介護では、仕事をもつ40～50代の子ども世代が介護者になるケースが多い。

- 介護は長期にわたることも。最初から家族だけで頑張ろうとし過ぎると、疲弊して介護離職につながるケースもある。

- 40～50代の介護者が離職をしてしまうと、介護が終わったあとに生活に困窮することもある。
  できる限り、仕事を辞めないで済むケアプランを検討する。

- 介護保険サービスのデイサービスや訪問介護などをうまく活用すれば、多くの場合、仕事と介護の両立が可能。

- 国も「介護離職ゼロ」を掲げており、介護休業制度なども充実してきている。

事例8

寝たきりの祖父が、孫の宿題に付き合う。介護する側・される側だけでない家族のつながり

- 年齢・性別：70代男性、Hさん
- 住まいと家族の状況：持ち家の戸建てに、夫婦2人暮らし。長女一家（長女、夫、子ども3人）が近居
- 健康状態・既往：肥満、糖尿病、脳出血
- 要介護（要支援）認定：要介護5

Hさんは、70代後半の男性です。Hさんはもともと食べるのも飲むのも好きな方で肥満があり、長く糖尿病も患っていました。

そして4年前に脳出血を経験。救急車で運ばれて一命はとりとめたものの、体を動かすことはできなくなり、食事も胃ろうを作ってそこから栄養をとる形になりました。

半年ほど病院で治療とリハビリをしたあと、本人もご家族も「家に帰りたい」「帰らせてあげたい」という意向があり、在宅療養に切り替えることになり、当クリニックとのお付き合いが始まりました。

Hさん本人は、70代の妻と2人暮らしです。すぐそばに長女一家が住んでいて、長女夫婦は共働きだったため、孫たちが学校帰りにHさんの家により、遊んだり一緒に食事をとったりするなど、いつ

もお互いの家を行き来している仲の良いご家族でした。

Hさんの妻も高齢でしたが、この長女一家が介護のサポートをするということで、在宅療養が始まりました。

Hさんは、身体的には全介助でしたが、意識ははっきりしており、簡単な会話はできる状態でした。

そこでケアプランでは、月2回の定期訪問診療と訪問看護、ヘルパーによる家事援助などを基本にしました。寝たきりで体が固まってしまわないよう、週1回訪問でリハビリもすることに。座った姿勢を保持して車椅子に乗ることができれば、ベッドから離れられるので、車椅子に乗る練習をしようかという話も出ていました。

ただ、全介助のHさんが終日家にいるようになり、時々**医療・介護のスタッフが出入りをすることで、それ以前とは家の雰囲気が変わった**ようです。いつもHさんの家で遊んでいた孫たちも戸惑った様子で、心なしか前よりも元気がありません。

そうした家族の気詰まりな雰囲気を察した長女さんが、あるとき1つの提案をしました。それは「小学生の孫たちが学校の宿題で音読をするのを、おじいちゃんに聞いてもらう」というものでした。

Hさん夫婦もその提案を喜んで受け入れてくれ、それから孫たちは学校帰りにHさんの家に行き、おやつを食べたり遊んだりしたあとに、Hさんの横で教科書を読む宿題をするようになりました。

孫たちは、おじいちゃんに音読を聞いてもらうことで張り合いができますし、おじいちゃんがにこにこして聞いていることがわかるとうれしそうにしています。

もちろんHさん本人も、寝たきりになって在宅療養を始めてから、少しよそよそしくなっていた孫たちがベッドの横に来て、元気な声を聞かせてくれるのがとてもうれしい様子です。

そうした交流を続けるうち、孫たちも寝たきりになったHさんと家族としてごく自然に関われるようになり、家族の笑顔や会話も増え、ふたたび家の中がほがらかになったようです。

解説！

寝たきりの人にも、家族としての役割があるといい

この事例のように要介護になった人が、在宅療養を始めて家にいるようになると、家の中の雰囲気や家族同士の関係性が、微妙に変わることがあります。

特に要介護度が高い人、寝たきりの人は、すべてにおいて誰かの手を借りなければ生活ができません。そのため、家族の中で自分が“お荷物”になっていると感じてしまうことがあります。

そうなると、たとえ介護をする側は「家にいてほしい」「進んで介護をしたい」という気持ちでやっていたとしても、介護を受ける側は「家族にいつも迷惑を掛けて申し訳ない」という気持ちが強くなり、せっかく住み慣れた家に戻ったのに、心からくつろげないということにもなりかねません。

家族というのは本来、家族のメンバーの中でそれぞれが自分の役割をもっています。そのうえでお互いに助けたり助けられたりしながら、家族という社会が成り立っています。

しかし、在宅療養をするようになって「介護する側・される側」という関係だけになってしまうと、どちらか、あるいは双方にとって居心地の悪い環境になってしまいます。

その点、Hさんのご家族は、たいへんすばらしい関係をつくられたと思います。

Hさんの長女さんは介護職で、介護の現場をよくご存じだったこともあると思いますが、寝たきりでも会話ができるHさんにとって、「孫の宿題の音読を聞く」のは、まさにぴったりの役割です。

介護を受ける側は身近な人たちに対して「悪いね、ありがとう」を繰り返すばかりになりがちなところを、逆に「(音読を聞いてくれて)ありがとう」と言ってもらえる。寝たきりの人でも、家族の中で役割があることで、**自分も家族の役に立っている、家族の一員である、という感覚**を取り戻すことができます。

もちろん、要介護度やその人の環境によってもできることは異なります。しかし在宅療養中でも、介護を受ける側の人が介護をする側の人から「ありがとう」と言われるような、何かそういう瞬間が少しでもあると、要介護になり、寝たきりになった人でも、人としての尊厳が保たれるように思います。

家族にも
「やってあげられること」があることは大切

Ｈさんの家庭の事例は、小学生の孫たちにとっても、学びの多い貴重な経験になっていると思います。

少し前まで元気で一緒に遊んでくれていた祖父が急に要介護になり、寝たきりになってしまった。そういう姿を見るのは、孫たちにとってもつらいはずです。どうしても悲しい、かわいそうといった感情が先立ち、どう接していいかわからず、戸惑ったと思います。

そこで「おじいちゃんに音読を聞いてもらう」という具体的な目標ができたことで、孫たちも祖父のＨさんに無理なく接することができました。さらに音読をすればＨさんがほめてくれ、喜んでくれる。それによって孫たちは「自分にもやってあげられることがある」と実感でき、家族の一員としての自信がつきます。

私たち在宅医療チームでは、在宅医療を始めた家庭のご家族間の関係にも目を配るようにしています。介護する側・される側がどのような関係で、どういう関わりをしているか。それによって在宅医療の続けやすさ、心地よさも変わってきます。

要介護の人と介護者がうまく関われていない家庭に対しては、**声掛けや介助の仕方などをアドバイス**することもあります。

在宅療養のなかで、家族が互いに支え合っていると感じられる自然な関わりがあると、それが将来の「良い看取り」にもつながります。

事例8で知ってほしいポイント

- 寝たきりなど、要介護度が高い人が家に戻り、在宅療養を始めると、家庭の雰囲気や家族の関係が変わることがある。

- 要介護度が高い人は、生活すべてにおいて人の手を借りなければならないため、自分を家族の“お荷物”のように感じてしまうことがある。

- 介護を受ける側が、周りに「迷惑を掛けて申し訳ない」という罪悪感にとらわれないためにも、何か家族の中で「役割」をもてるようにするのもよい。

- 介護をする側の家族も、それぞれの立場で要介護の人に「やってあげられること」があるとよい。

- 在宅療養をしている間、家族同士の間に自然な関わりがあり、互いに支え合っている感覚があると、介護によって家族の絆が強まり、良い看取りも実現しやすくなる。

Column

家族とたくさん話そう。それが「人生会議」

在宅医療や介護の現場で、ここ数年で注目が高まっているキーワードに「ACP」があります。ACP とは、アドバンス・ケア・プランニング（Advance Care Planning）の略です。

急な病気や事故で命の危機が迫ったとき、約 70％の人は受けたい医療やケアを自分で決めたり、人に希望を伝えたりすることができない状態になるといわれています。その結果、命の終わり際に望まない延命治療を施されるなど、不幸な最期を迎える人も少なくないのが現実です。

そこで万一、自分の意思が伝えられない状態になっても、自らが希望する医療やケアを受けるため、日頃から自分がどんな医療・ケアを受けたいかを考え、身近な人と話し合い、共有しておこうというのが ACP のコンセプトです。

2018 年に、厚生労働省がこの ACP の愛称を募集し、「人生会議」に決定しました。

ACP 愛称選定委員会の委員の 1 人でもあるオレンジホームケアクリニック理事長の紅谷浩之医師は、「（延命治療をするか否か、死ぬ場所はどこかなどを）決めなくてもいいのでたくさん話をすることが大切だと思います。あなたのことを知っているみんなで話しながら、迷いながら進んでいくこと、結論を話すのではなく過程が大切です」と説明しています。

身近な、大切な人たちと「もしものときにはどうしたいか」「人生の終わりまでの時間を、どこでどう過ごしたいか」といったことを話し合うから“人生会議”なのです。

在宅療養をしている方々も、家族や親しい友人、在宅医療チームのメンバーたちと折に触れ、たくさん話をしてほしいと思います。

Part 3

「在宅で長く過ごす」ためのサポート

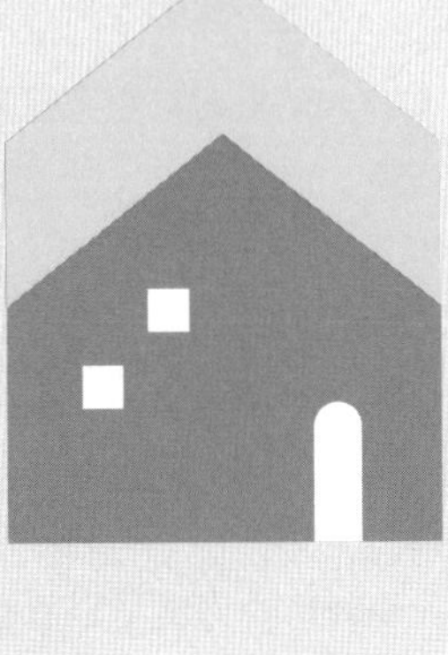

「在宅でできるだけ長く生活する」ことが目標

在宅医療が軌道にのってくると、要介護の本人も見守るご家族も、気持ちにゆとりが出てきます。

住み慣れた自宅で、自分のペースで生活ができることには何ものにも代えがたい価値があります。「家に帰ってきてよかった」「やっぱり家がいちばんいい」と皆さんが実感されると思います。

けれどもその一方で、在宅療養をしている時間のすべてが“穏やかな時間”というわけではないのも事実です。

高齢世代は、時間の経過とともに、少しずつ心身の衰えが進んでいきます。足腰が弱って歩行が不安定になる、食事がなかなか進まなくなる、排泄で衣服を汚すことが増えるなど、少しずつ気掛かりな様子が出てきます。いつの間にか認知症の症状が進んでいて、徘徊などの困った言動が出てくることもあります。

そして本人の衰えが進むほど、介護をするご家族の精神的・身体的な負担も増えていきます。そこで無理を続ければ、ご家族のほうが心身の健康を害してしまい、結果的に在宅療養を続けられなくなる例もあります。

私たち在宅医療チームは、いわば**“要介護の人と家族の生活を支えるプロフェッショナル”**です。

要介護の人の状態が変わってきたときには、本人やご家族の意向を尊重しながら、一つひとつ対応を考えていきます。

例えば高齢者の足腰が弱ってきたら、リハビリテーションを増やすこともできますし、筋肉の減少を防ぐために食事内容の見直しを提案することもあります。

在宅医療チームは患者さんの生活のなかに入り、継続的に関わっていきますから、小さな変化にも早く気づいて早期に手を打つことで、症状の悪化や進行を防げることも少なくありません。

介護者の負担については、そのときの状態に応じた介護法を具体的にアドバイスしたり、介護保険サービスを見直したりすることで、負担を軽減できるケースが多々あります。

そのように要介護の人とご家族が在宅でできるだけ長く生活をしていけるように支援をするのが、私たちの役割です。

また在宅医療クリニックは、地域の病院とも連携しています。介護を受ける人の状態が安定しているときには家で過ごしていて、病状が悪化したなど何かあったときは入院治療を受ける、という利用の仕方も可能です。

ただし、体力が落ちて誤嚥性肺炎で何度も入院をしているような方では、いつまでも入退院を続けることが正解とは限りません。もし入院したまま家に戻れなくなれば、「家で過ごしたい」という本人の希望に背くことにもなるからです。

そういう場合は、肺炎の症状があってもあえて入院ではなく、在宅で治療をする**“在宅入院”**の提案をすることもあります。

事例 9

認知症で歩行が不安定になり、在宅生活が困難に。それでも「家でみたい」という妻を支援

- 年齢・性別：80 代男性、I さん
- 住まいと家族の状況：戸建ての持ち家に、夫婦 2 人暮らし（子どもは離れた地域に住む）
- 健康状態・既往：認知症、糖尿病
- 要介護（要支援）認定：要介護 3

I さん夫婦はともに80 代のご夫婦で、夫婦 2 人だけで生活をしています。5 年ほど前から I さんには認知症の症状が出てきており、地域のケアマネジャーからの紹介で、当クリニックが支援に入ることになりました。

在宅医療を始めた当初は、I さんもある程度は会話ができましたし、妻も I さんの面倒をよくみていて、健康面でも生活面でも大きな問題は少ない状況でした。

I さんは、デイサービスのような施設介護はあまり好きではないということで、自宅で過ごせるように定期訪問診療や訪問介護での支援を始めました。

しかし、在宅医療を始めて 1 年が過ぎた頃から、I さんは認知症

の症状が進んで表情が乏しくなり、日中は家でぼんやり過ごすことが増え、筋力低下も進んで、日常動作でもふらつきや歩行の不安定さが目につくようになってきました。さらに、**1人で外へ出てしまい、警察に保護される、夜間に家の中を歩き回り、家具にぶつかり頭を怪我するなど、トラブルが急増**。私たちが訪問するたびに、妻は夫の困った状況や老々介護のしんどさを嘆いています。

医療従事者から見て、このままでは転倒して骨折をするなど、Iさんの命に関わることもありますし妻の負担という点でも、「在宅での生活はそろそろ限界」と判断し、妻にショートステイや施設入所など、施設での専門職によるケアに切り替えたほうがいいのでは、と提案をしました。

しかし、Iさんの妻はそこまでの切迫感は抱いていないようで、「本人が他人の世話を受けるのを嫌がるかもしれない。自分ができる限りは、ギリギリまで家で面倒をみたい」というお話です。

私たちは、症状が進んでもやはり2人で自宅にいたいというIさんご夫婦のために、ケアマネジャーと相談し、自宅でできる転倒防止策を勧めることにしました。

まず介護保険サービスの住宅改修で室内の危険な段差をなくすとともに、玄関やトイレなどに手すりを設置。Iさんが自分で歩きたい気持ちがあるうちは、なるべく手すりを使って安全に歩いてもらうようにとお願いしました。

同時に、平日は訪問介護のヘルパーが毎日入るようにし、Iさんが自宅で1人になる時間がないよう、妻が買い物や通院に出るときはヘルパーがいる時間に合わせるようにしました。

もしＩさんが転倒したときは、すぐにクリニックに電話をもらえるよう、電話番号を電話機のそばの目立つところに貼ってもらい、万一の事態の対応の仕方も再確認しました。

やがて、Ｉさんが自力での歩行が難しくなってきたため、さらに介護保険で車椅子をレンタルし、車椅子移動ができるように室内環境を整備。この頃には、Ｉさんの妻も年齢的に介護の負担が大きくなっていたことから、ショートステイなどの通所介護も組み合わせながら、自宅での生活を継続するようになりました。

解説！

先々を予測して準備しながら、本人・家族に寄り添う

在宅療養を始めてしばらく経つと、Ｉさんのように徐々に要介護度が高くなってきます。

本人の状態が変われば、必要な支援も自ずと変わってきますから、その時々で支援の内容や介護の計画も変更していきます。

一般に医療・介護の専門職は、たくさんの方々の治療・療養の過程をみていますから、その人が今の状態からこの先どういう経過をたどるか、ある程度は予測が立つことも多いものです。

Ｉさんのように足腰が弱ってふらつきがある人であれば、やはり転倒の危険が高いのは事実です。転倒して打ちどころが悪ければ、

最悪は命に関わるケースもあり得ます。

転倒事故を回避する目的で、まだ歩ける人であっても、早めに車椅子に変更するという方針の医師もいます。特に病院や高齢者施設では、そうした事故対策が優先されがちです。

しかし、私たち在宅医療チームは“在宅での生活を支えるプロ”です。「いずれ転倒しそう、危なっかしい」と思っても、本人にまだ歩きたい意欲があるうちは、できるだけその意思を尊重するようにしています。

事故を防ぐ目的で、車椅子やベッドから動けないようにしてしまえば、確かに事故は減るかもしれませんが、同時に要介護の人の自由な生活も奪われてしまいます。

また介護をしているご家族の気持ちについても、同じことがいえます。Ｉさんの妻のように、要介護度が上がり、明らかに施設介護が必要な段階であっても、家族としてはその変化を受け入れられず、気持ちの整理がつかないケースというのはよくあります。

もちろん、専門的な知見からその時期に合ったアドバイスや提案はするのですが、それを家族が受け入れられないときは、私たちが考える“正解”を押しつけないように注意しています。

このとき、私たちにできることは、先々に起こり得る**リスクを予測し、いざというときにすぐに対応できるよう準備・対策**をしておくことです。そして、家族が変化を受け入れられるようになるときを待ちます。

この「待つ」という姿勢も、本人・ご家族に寄り添う支援をするためには、非常に重要な要素です。

Iさんの妻も最終的に施設での介護を受け入れられたように、本人の状態の変化とともに、ご家族の気持ちも少しずつ変わっていくものです。在宅医療チームも一緒に悩み、その人その家族にとって納得のいく着地点を一緒に考えていくことが大切です。

介護スタッフの意見は家族と同等の重み

在宅医療では、家族だけでなく、在宅医療チームのメンバーも訪問看護師、ヘルパーなど誰かしらが、ほぼ毎日のようにお宅を訪れ、生活を継続してみていくことになります。

こうした複数の目で見守る体制であれば、高齢者の体調変化や、変化の予兆に気づくチャンスも多くなります。症状が軽いうち、予兆のうちに気づいて早く手を打てば、入院しなければならないような大事に至ることも少なく、在宅での生活を継続しやすくなります。

高齢者の体調変化は、食事でむせることが増えた、いつもより眠気が強そうだった、声が嗄れていたなど、高齢者に日常的に接している人が「何かいつもと違う」と感じるような、些細な変化から始まることも少なくありません。

在宅医療チームでは、高齢者に接する時間が多いのはヘルパーなど介護スタッフのことも多く、介護スタッフの意見や気づきは、**ご家族の意見と同等の重み**があります。私は医師や看護師だけでなく、ヘルパーさんにも「今日は変わったことはないですか」とこちらから声を掛け、積極的に情報共有することを意識しています。

事例9で知ってほしいポイント

- 在宅療養を続けていくなかで、高齢者は少しずつ心身の衰えが進み、要介護度か上がっていくことが多い。

- 在宅医療では、転倒予防よりも本人の自由な生活を尊重。本人に歩きたい意欲があるうちは、歩いてもらう。

- 病状の変化により、必要な医療・介護が変わってきていても、本人や家族が受け入れられないときは、専門職の考える“正解”を押しつけず、いざというときのために準備をする。

- 本人・家族が、変化を受け入れられるようになるまで「待つ」ことも、在宅医療チームの支援の1つ。

- 家族やヘルパーの意見や気づきは医師や看護師のそれと同じくらい重要。要介護の人を日常的にみている人が「いつもと違う」と感じることは、体調変化のサインであることも。

事例10

高齢女性が食べるのに時間がかかり、食事量も減少。心配する家族に、食事の内容などを指導

- 年齢・性別：90代女性、Jさん
- 住まいと家族の状況：戸建ての持ち家に、1人暮らし。
  次女一家（長男、妻、子ども）が近居
- 健康状態・既往：骨折、関節疾患
- 要介護（要支援）認定：要介護4

Jさんは、自宅で1人暮らしをしている90代の女性です。

3年前80代のとき、外出中に転倒してしまい、大腿骨を骨折。それから何度か入退院を繰り返し、病院や老人保健施設などで過ごすうちに全身状態が低下。移動も車椅子になりました。心配したJさんの娘さんがインターネットで検索し、当クリニックに連絡をしてきたのが在宅療養を始めるきっかけです。

Jさんの自宅近くに住む娘さんが毎日、様子を見に来てくれるということで、それ以外の時間を訪問介護、訪問看護でカバーすることにしました。

スタート時は、Jさんは体力が落ち、ぼんやりとした表情でしたが、自宅に帰ったことがうれしかったのでしょう。自宅で過ごすう

ちに目に力が戻り、表情が明るくなって生活の意欲も出てきました。車椅子から自力でベッドやトイレに移れるようにと、リハビリも頑張っていました。そんなJさんらしい姿が戻ったのを見て、娘さんも安心し、喜んでおられました。

それから3年が経過し、90代に入ったJさんは、現在も在宅で生活しています。ただ、年齢的にもいろいろな面で少しずつ心配なことが増えている状態です。

あるとき定期訪問診療の際、娘さんから「最近、食事が進まない。とても時間がかかるが途中で切り上げていいのか、待ったほうがいいのか迷う」という相談がありました。

Jさんの食事は、昼間はヘルパーに介助してもらっていますが、夕食は娘さんが介助をしています。多いとはいえない食事量にもかかわらず、**口に溜まっていて飲み込めないような様子があるなど、1時間近くも食事にかかることも多く、**自分の家庭もある娘さんにも疲れが出ているようです。

娘さんから相談を受けて、私は「食事は、本人が食べたいものを食べられるだけでいい。1時間かかっても本人が食べたいときは食べていいし、疲れた様子なら切り上げてもいい」とお話ししました。

それで栄養が不足するときは、食事の間に栄養補助食品を取ってもらう方法もあると説明し、あらためて娘さんのいるときに栄養士が伺う約束もしました。

後日、栄養士の指導を受けて、食事の間の水分補給のような形で液状の栄養補助食品をJさんに勧めてみたところ、食欲の落ちたJさんも、意外に抵抗なく取ることができたということです。

さらに、土台となる栄養を補うことで体力が回復し、食欲自体も少しずつ戻っているということです。

栄養補助食品を使うことで、娘さんも「食事を取らないともっと弱ってしまう、という心配が減りました。おかげで、母ののんびりした食事ペースでもイライラせず、落ちついて見守れるようになりました」と笑いながら話してくれました。

解説!

食事内容は重要。
無理なく栄養を摂れる方法を検討

高齢者が在宅で生活を続けていくとき、食事はとても重要です。十分な栄養を摂れていないと筋力も衰えますし、感染症や肺炎を起こしやすくなります。栄養不足によって、認知症や褥瘡が悪化することも知られています。

そうした目立つ症状が出る以前にも、年を取って食事量が減っている状態が続くと、食べ物を食べて体のエネルギーをつくるという基礎的な体力がそもそも落ちてしまいます。

つまり**食べないから体力が落ち、体力が落ちるからさらに食べられない**という、悪循環に陥ってしまいます。

特に日本人の平均的な食事は、ご飯と味噌汁、漬物という感じで

糖質や塩分が多くなりやすい反面、**筋肉をつくるたんぱく質は不足しがちな傾向**があります。

論文(The effect of obesity on disability vs mortality in older Americans. Arch Intern Med. 2007;167:774-780）によるとBMI27が最も死亡リスクが低いといわれていますが、日本の要介護者は平均18.1（やせ）で、そもそも日本の高齢者は基本的な食事が足りないという指摘もあります。

高齢になったら、むしろ、たんぱく質を意識して摂ることが大切です。筋肉を維持するために摂りたい1日のたんぱく質摂取量は、体重(kg）×１ｇ、つまり50kgの人であれば50gです。スーパーやコンビニで売っているサラダチキン1つでたんぱく質約20ｇですから、かなり意識して食べないと、筋肉は維持できないことがわかります。日々の食事で肉類、魚介類、卵のほか、牛乳やチーズなどの乳製品、豆腐、納豆といった大豆製品を毎食しっかり摂るようにしてください。

３食の食事だけで必要量を摂るのが難しいときは、筋トレをする人たちが飲用する「プロテイン」を摂るのも一案です。健康に良くないイメージがあるファストフードのハンバーガー(特に肉の多いダブルサイズ）を手軽なたんぱく源として勧める医師もいます。その人にとって食べやすい、摂りやすい方法で栄養を摂ってもらえればと思います。

ただ現実問題として、高齢になるほど、慣れ親しんだ食習慣を変えるのは容易ではありません。特に一度、食事量が減ってしまった人では、食事だけで必要な栄養を摂るのは困難でしょう。

そうしたときに上手に栄養を摂る方法として注目されているのが、

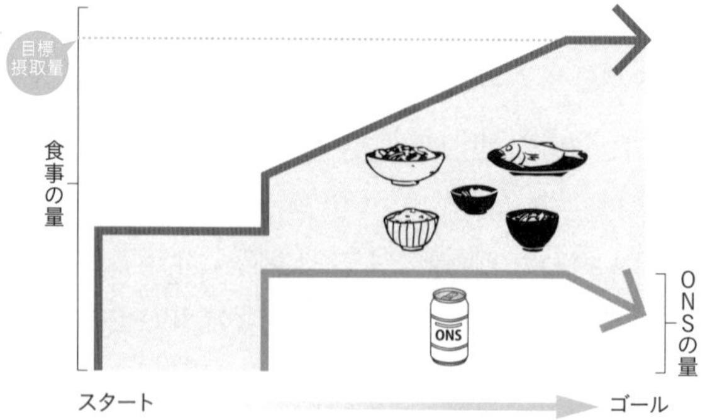

- ONS（経腸栄養剤を含む）により、必要な栄養がバランスよく摂取できます。
- 「食事を存分に楽しむための土台づくり」だと考えて、継続して摂るようにしましょう。

出典：「ONSの手引き」

ONS（経口的栄養補助）食品の活用です。

ONSは病気や加齢による衰えなどで、食事だけでは十分な栄養を摂れなくなっているときに、効率的に栄養を摂るための食品（医薬品）です。糖質、脂質、たんぱく質、ビタミン、ミネラルといった栄養がバランスよく濃縮されて含まれており、とろりとした液状やゼリー状のものが多いため、水分補給や食間のおやつといった感覚で摂取していただけます。

食事だけでは十分な栄養を摂れない高齢者や病後の人が、ONSにより合併症の発症や再入院が少なくなることも確認されています。

ONSで栄養を補うことで、栄養の土台がしっかりして基礎体力がついてくると、Jさんの事例のように、再び食事量が増えてくることもよくあります。

栄養不足で心身の状態が低下していた人では、ONSと食事を組み合わせることで栄養状態が改善すると、すっかり元気が戻るケースもあります。

ONSは医師が処方する医療用医薬品の製品のほかに、「明治メイバランス」などの市販の製品もあります。

在宅医療チームの栄養士とも相談しながら、利用しやすいものを取り入れていただくといいと思います。

食欲低下や、食事が進まない理由はいろいろある

ほかにも、高齢者の食事量が減ってしまう理由には、さまざまな要素が関係しています。

1人暮らしの高齢者では、自分1人の食事を用意するのがおっくう、あるいは1人の食事が味気ないために、だんだん食事内容が簡素になり、量も食べられなくなる例があります。

そういう人はデイサービスを増やし、通所先の仲間と一緒に食事を取ると食事量が回復することがあります。

食事でむせることが増えた、口に入れた食品を飲み込めずに溜めているという場合、**食物を噛む・飲み込むという嚥下力が落ち**ていることが考えられます。

その場合、その人の噛む・飲み込む力に合わせて、食べるものの形状を変えると食事が進みやすくなります。

嚥下力が落ちた人のための介護食には、食品を小さく刻んだ「刻

み食」、とろみをつけた「とろみ食」、舌でつぶせる「ムース食」などさまざまなタイプがあります。栄養士が介護食の作り方を指導することもできますし、自宅で調理をするのが大変なときは、パック入りの介護食も市販されています。

医師や看護師、栄養士と話し合い、その人の状態に合わせて食べやすい食事へと変更していくといいでしょう。

さらに高齢者が食べられない理由の1つとして、**入れ歯が合っていない**ケースもあります。歯科医師に入れ歯の状態を直してもらっただけで、再び問題なく噛めるようになる人もいます。

訪問歯科医には、食べ物を噛んで飲み込む嚥下機能のリハビリについても相談できます。高齢者の食事量や食事の様子が変わったときは一度、歯科医師に相談をしておくと安心です。

最後に、高齢者や要介護の人が口から栄養を取るのが難しくなったときは、胃ろうなどの経管栄養のお話をすることもあります。

管から栄養を体内に入れる経管栄養は、人工的に生かされるイメージが強く、そこまでは希望しないという意向の人も最近は多くなっています。

ただ、その人の経過や希望によっては一時的に胃ろうを造設し、回復したときや逆に終末期に至ったときには、使用を減らして最終的にやめるという対応を取ることもあります。

なお、胃ろうの管理は医療行為になるので、医療職が常駐していない施設には入所できないので注意が必要です。

事例10で知ってほしいポイント

- 高齢者が十分な食事を取れなくなり、栄養不足になると、筋力低下、感染症の発症、認知症の進行、床ずれの悪化などさまざまな悪影響がある。

- 食事量が減っている状態が続くと、食事を取るための基礎的な体力が低下し、さらに食べ物を食べられなくなるという悪循環に陥ることがある。

- 体力が落ちている人が効率よく栄養を摂るためには、ONSを活用するのもよい。

- 噛む・飲み込む機能が落ちている場合、栄養士と相談し、「刻み食」「とろみ食」などの介護食へと移行する。

- 訪問歯科医に、入れ歯の状態が合っているか診てもらい、嚥下の機能について相談をするのもよい。

事例 11

高齢男性のトイレの失敗が増加。家族の負担を減らす方法について、在宅医療チームで検討

・年齢・性別：70 代男性、K さん

・住まいと家族の状況：集合住宅の持ち家に、夫婦 2 人暮らし（子どもはなし）

・健康状態・既往：慢性肺疾患、虚弱

・要介護（要支援）認定：要介護 3

K さんは70 代の男性で、仕事をしている60 代の妻と2 人暮らしです。子どもはおらず、ずっと夫婦共働きで生活をしてきました。

K さんは、長年ヘビースモーカーだったこともあり、60 代のときに慢性閉塞性肺疾患と診断されています。

それから、地域の病院の呼吸器内科に定期的に通院し治療をしていましたが、だんだん息切れが強くなり、通院も難しくなってきたため、病院からの紹介で在宅療養を開始しました。

K さんの在宅療養での希望は、痰や息切れなどの苦痛をとってもらえれば、あとは自宅で自由に過ごせればよいとのこと。

そこで在宅酸素療法を行いながら、週 1 回看護師が訪問し、酸素の状態などをチェック。妻が不在の日中にヘルパーが週 2 回家事援

助に入ることとし、しばらくその状態で支援を続けていました。

在宅療養を始めて2年が過ぎた冬のこと。

仕事が休みでたまたま妻が自宅にいるときに、看護師が訪問した日がありました。看護師が、妻に疲れていないか尋ねたところ、妻が沈んだ様子で、Kさんのトイレの失敗について話し始めました。聞けば、**夜間などにトイレが間に合わず、漏らしてしまうことが増えている**とのこと。失敗は今のところ週に1回程度ですが、尿だけでなく便のこともあり、冬場に汚れた衣類を取り替え、体を洗うのは確かに重労働です。

Kさんはここのところ、自宅からほとんど出ない生活で筋力低下が進んでいます。またヘルパーが訪れた際、室内で尿の臭いがしていたこともあり、支援の見直しを検討していたところでした。

私たちはまず、Kさん本人とお話をし、尿意・便意の感じ方、頻尿の有無、どういうときに失敗をするかなどをお聞きしました。すると、トイレに行きたい感覚はあるが、時々間に合わずに出てしまうとのこと。加齢によって排泄に関わる筋肉が弱り、失禁が起きていると判断しました。

そこで介護保険で購入したポータブルトイレを寝室に設置し、夜間は廊下の奥にあるトイレへ行かずに、そこで排泄してもらうことを提案。

また起きている間は、朝食後や夕食後などに妻に早めにトイレに誘ってもらうと失敗を減らせるというお話もしました。妻が仕事でいない時間帯は、看護師やヘルパーが排泄のリズムに注意することを伝えると、妻もほっとした表情になっていました。

解説！

排泄の失敗も、さまざまな原因がある

在宅で生活していてトイレの失敗が増えてくると、介護をしている家族は精神的・身体的に負担が大きくなってきます。

失敗した場所やタイミングによっては、衣服が汚れるだけでなく、室内も汚れてしまいます。寝ている間にたくさんの尿が漏れ、布団がびしゃびしゃになって片付けに苦労する、といった例もあります。

そうした失敗が月に1、2回なら、まだ影響は少ないかもしれませんが、だんだん頻度が増えて週に何度も……となると、家族の疲労が色濃くなってきます。

排泄の失敗は、「年を取れば仕方ない」と思われがちですが、その背景にはさまざまな原因が考えられます。

高齢者で多いのは、尿意・便意はあるものの、トイレまで間に合わずに出てしまうパターンです。Kさんのように加齢によって筋力や神経が衰え、排尿・排便のコントロールがうまくいかなくなるケースが少なくありませんが、過活動膀胱や前立腺肥大によって頻尿が起きることもよくあります。こうした泌尿器科の病気の症状が強いときは、治療が必要になることもあります。

また、認知症が原因での排泄トラブルもあります。この場合、トイレの場所がわからなくなって漏らす、廊下などトイレではないと

ころをトイレと間違えて排尿する、といった症状が現れます。

後者の場合、本人はトイレで排泄しているつもりなので、下着や衣類は汚れませんが、トイレと間違えた場所が排泄物で汚れるという状態になります。

このほかに糖尿病による神経障害や脊柱管狭窄症などにより、尿意・便意が神経にうまく伝わらなくなり、排泄トラブルにつながることもあります。

トイレ環境を整えるなどの対策からスタート

高齢者の排泄トラブルの対策としては、トイレ周りの環境を整えるところから進めていきます。

在宅医療を始めるときにも、介護の住環境に詳しい専門家にアドバイスを受けているかもしれませんが、失敗が増えてきたときは、あらためてトイレに近い居室に移るのも一案です。

ほかにもトイレのドアを開けやすい引き戸にする、便座の周りに手すりを設置する、便座を座りやすい高さにするといったことで、トイレに行きやすくなり、失敗が減ることもあります。

トイレまでの移動に時間がかかる人では、ポータブルトイレを活用するのもいいでしょう。

Kさんの事例のように、昼間はなるべく歩いて廊下の奥のトイレに行き、夜間は寝室に置いたポータブルトイレで用を足すのも良い方法です。**ポータブルトイレは福祉用具の1つであり、介護保険サービスで購入費の補助**を受けられます。

おむつへの移行は、人の尊厳にも関わるので慎重に

最近は紙おむつの性能が良くなり、肌触りが下着のように快適なものも出ています。トイレの失敗が増えたら、おむつにすればと思うかもしれませんが、安易におむつに頼るのはおすすめしません。

排泄したいときはおむつにしてもいいとなると、次第に尿意・便意の感覚が失われ、自分でトイレに行く意欲ももてなくなります。

要介護になったとしても、**人としての尊厳を守るためにも、できるだけトイレで排泄**できるように支援することが大切です。

おむつを使うとしても、まだトイレで排泄する力が残っている人であれば、夜間や外出時の失禁対策など、時間や機会を限ってメリハリをつけて使うといいと思います。

ただし、「自分でトイレに行く」ことにこだわりすぎて、転倒・骨折して入院となる例もありますから、そこは慎重な見極めが必要です。

高齢者や要介護の人が寝たきりになり、尿意・便意も感じにくくなっているときは、おむつに移行することが多くなります。

おむつにはテープで留めるタイプ、パンツのようにはくタイプ、尿取りパッドなどがあります。またサイズや尿量がその人に合っていないと尿が漏れるほか、不快感の原因にもなります。

おむつを使う段階になったときは、その人に合ったおむつの形状やサイズの選び方、おむつ交換の方法などについて、看護師の指導を受けるといいでしょう。

事例11 で知ってほしいポイント

- 排泄の失敗には、さまざまな原因がある。加齢によって排泄に関わる筋肉や神経が衰えるほか、泌尿器科の病気や糖尿病の神経障害などが関係することも。

- 認知症による排泄トラブルでは、トイレの場所がわからなくなる、トイレではない場所をトイレと思って排泄してしまう、といった失敗が現れる。

- 排泄トラブルの対策では、トイレ周りの環境整備が重要。手すりを設置する、トイレに近い居室に移る、ベッドのそばにポータブルトイレを置く、など。

- 紙おむつの性能が向上していても、安易におむつに頼ると尿意・便意を感じにくくなり、排泄の自立が失われやすい。

- おむつを使用するときは、その人の状態に合ったおむつの形状、サイズ、使い方などについて、看護師に指導を受けるとよい。

事例 12

認知症によって、もの盗られ妄想などが出現。意味がわからない言動によって家族が疲弊

- **年齢・性別：70 代女性、L さん**
- **住まいと家族の状況：戸建ての持ち家に、長男夫婦と同居**
- **健康状態・既往：認知症、高血圧**
- **要介護（要支援）認定：要介護 2**

L さんは、70 代の女性です。夫と別れて子どもが独立したあとは 1 人暮らしをしていた時期もありますが、長男夫婦が家を新築したときに同居。以来、共働きの長男夫婦のために L さんも家事の多くを担い、3 人で生活をしていました。L さんの健康状態は少し血圧が高いくらいで、大きな病気の経験はありません。

そんな L さんに「あれ？」と思う症状が出てきたのは、4、5 年前だそうです。もともとは掃除好きだったのに、部屋の中に物が散乱していたり、冷蔵庫に同じような食品が詰め込まれていたりするようになり、あるときは L さんが買い物に出たまま自宅に帰れなくなり、地域の人に連れられて帰宅したこともありました。

その後、地域包括支援センターから依頼を受け、当クリニックで

支援に入ることになりました。

まず医療連携室がＬさん宅を訪問し、Ｌさんに、医師が時々訪問し、血圧や健康状態を診させてもらうことを説明しました。Ｌさんも納得した様子で、訪問したスタッフにお茶を入れてくれるなど、愛想よくふるまっておられたようです。とりあえずは軽度の認知症ということで、在宅医療チームで生活の見守りを行っていくことにしました。

半年あまりが過ぎた頃、長男夫婦から「Ｌさんのことで困っている」という連絡を受けました。

長男夫婦のお話では、このところＬさんの言動に振り回されているとのこと。Ｌさんにはもの**盗られ妄想**が出ており、「お前がお金を盗っただろう」「下着を嫁に盗まれた」などと、長男夫婦に繰り返し訴えるそうです。長男夫婦が「そんなことはない」と反論すると、**激高して物を投げるなど、暴れることもある**そうです。

ほかにも、夜遅い時間に家を飛び出し、隣家の戸を叩いて「ご飯をもらえない、助けて！」と叫んだこともあります。

長男夫婦は、ほがらかで働き者だったＬさんが変わってしまったことに戸惑い、どうすればいいかわからない様子です。

長男夫婦の話をお聞きしたあと、私たちからは認知症という病気についてのお話をしました。

認知症では、本人には病気によっておかしな言動をしている自覚がないことも多く、自分は悪くないのに、なぜ家族に怒られるのかと被害意識が強くなったり、ますます混乱してしまったりすることがあります。そうしたＬさんの心身に起きている状況を解説すると、長男夫婦も少し腑に落ちたという顔をされていました。
それから、認知症の人への介護者の対応について看護師がアドバイスをする、周りの接し方によって本人が落ちつきを取り戻す場合もある、暴言や暴力行為が収まらないときは軽い薬を使うケースもあるが、薬は慎重な使用が必要である、といったご説明もしました。

もう１つの提案として、介護保険サービスで時々ショートステイを利用してはどうかというお話もしました。
ショートステイを利用して数日から数週間、Ｌさんと離れる時間をもつことで、介護をするご家族に休養してもらう方法もあると伝えると、「そういうサービスもあるんですね、知らなかった」と長男夫婦の表情にも少し明るさが戻ってきました。

解説！

脳の本来の働きが失われ、さまざまな症状が出現

認知症の症状の現れ方は、人によってそれぞれです。
認知症の種類（アルツハイマー型、脳血管性、レビー小体型など）や進行度によっても違いますが、その人のもともとの性格・性質や周囲の環境、人間関係などによっても変わってきます。
ただ認知症のほぼすべての人に現れる中核症状としては、次のようなものが挙げられます。

・記憶障害

過去に経験した出来事の「いつ・どこで・何をした」というエピソード記憶や、一般的な知識・常識などの意味記憶に障害をきたします。

・見当識障害

現在の日付や時刻、場所、季節、人物などがわからなくなり、よく知っているはずの場所で道に迷うなどの症状が起こります。

・言語障害

言葉が出ない、言い間違いが増える、相手の話している言葉が理解できない、などの言語障害が起こることもあります。

・実行機能障害

物事を計画し、順番に進める作業が難しくなります。料理をしていて途中で手順がわからなくなる、洗濯機の使い方がわからないなど。

・失行

身体機能に問題があるわけではないのに、ボタンをはめるといった通常の日常動作ができなくなる症状です。

・失認

目や耳などの感覚器官などに異常がないのに「見えない」「ものを認識できない」という症状が起こることがあります。

こうした中核症状によって、本人は強い不安や焦燥感、混乱などを覚え、怒りっぽくなる、攻撃的になる、もの盗られ妄想といったさまざまな周辺症状（BPSD）が出てくると考えられています。

認知症の周辺症状が強く現れてくると、介護をするご家族も対応に追われ、疲れや苛立ちを感じるようになります。追い詰められた家族によって家庭内暴力や虐待が起こる例もあります。

在宅医療チームの訪問看護師や介護スタッフは、認知症の介護についても専門的な知識をもっています。在宅生活で困った言動が出てきたときは、一つひとつの症状にどう対応すればいいのか、看護師らに指導を求めるといいと思います。

ショートステイやレスパイト入院で、家族も休養を

また認知症の人を介護していると、Lさんの事例のようにご家族は予測できない言動に毎日振り回され、夜間も休日も気持ちの休まる瞬間がありません。そこに仕事のストレスなどが重なると、ご家族のほうが心身のバランスを崩してしまう例も珍しくありません。

認知症の人の介護は、5年10年と長期にわたって続くケースもよくあります。家族の方々は時折、**介護から離れる時間をもつ**ようにし、意識して心身を休めることも重要です。そうすることで、要介護者との関係もより良くなることも多いのです。

介護保険サービスでは短期宿泊ができるショートステイがありますし、介護者の休養のために一時入院させるレスパイト入院という方法もあります。施設を利用することで家族の立ち位置を変えることもできるので、在宅医療チームと相談し、上手に休養を取っていただければと思います。

事例12で知ってほしいポイント

- 「お金を盗まれた」などの“もの盗られ妄想”は、認知症の人によくみられる症状の1つ。家族もショックを受け、対応に悩むケースも多い。

- 認知症の中核症状としては、記憶障害、見当識障害、言語障害、実行機能障害、失行、失認などがある。

- 認知症の周辺症状（BPSD）には、怒りっぽい、もの盗られ妄想、徘徊、暴力・暴言、意欲低下、うつ状態などがある。

- 認知症の人に困った言動が増えてきたときは、具体的にどうすればいいかを在宅医療チームに相談するとよい。

- 認知症の介護では、介護者が介護を離れて休養することも重要。方法としては、ショートステイや、レスパイト入院などがある。

事例13

誤嚥性肺炎で入退院を繰り返す高齢者。家族と話し合いをし、「在宅入院」で治療する

- 年齢・性別：80代男性、Mさん
- 住まいと家族の状況：戸建ての持ち家に、夫婦2人暮らし。長女、次女が近居
- 健康状態・既往：関節疾患、衰弱、認知症
- 要介護（要支援）認定：要介護5

Mさんは、ここ数年は終日ベッドの上で過ごす在宅療養をしています。もともとは畑仕事をしていて腰を痛めたのが原因ですが、入院治療を続けるうちに筋力や臓器の働きが低下してしまい、食事はベッド上で取ることができますが、それ以外は全介助となり、要介護度も最も高くなっています。

介護をしているのは主に70代の妻と、訪問介護のヘルパーです。近くに娘さん2人が住んでいて、時々ご両親の様子を見にきています。地域のケアマネジャーからの紹介で、当院が関わることになりました。

訪問診療で診察すると、寝たきりになって長いMさんは全身の筋力も落ちていますが、食物を飲み込む嚥下の力も弱っている様子で

す。話し掛けると返事はされますが、**言葉は不明瞭になっており、食事時にもよくむせている**とのこと。当院に来る前にも、この数年で2回、誤嚥性肺炎で入院治療を受けているということでした。

私たちは、食事の仕方や食物の形状に注意し、誤嚥を起こしにくいものにしてもらうとともに、歯科衛生士が口腔ケアを定期的に行い、肺炎予防に努めながら見守ることにしました。

しばらくは何事もなく過ぎていきましたが、秋口のある日、深夜にMさんの妻からクリニックに電話がありました。痰とせきが続いて苦しそう、熱もあるということです。

在宅医療チームが向かって診察をすると、痰でゴロゴロと音がしている状態で、Mさんも見るからに呼吸がつらそうです。熱は37.9度、採血をして調べるCRPという炎症を示す指標や超音波検査などからも、肺炎を起こしていると判断しました。

私たちは診断を妻に伝え、在宅で治療をすることもできるし、入院治療も受けることができるとお話しすると、妻は「何かあったら嫌だから、入院したい」という希望です。

このときはそばで見守る妻の不安も考慮し、連携している病院に緊急入院を依頼、病院で治療を受けることにしました。

Mさんが急性期病院での治療を終え、自宅に戻ってきたのは3週間後のことです。

私たちが訪問診療で自宅に伺うと、Mさんは薄く目を開けるだけで反応も鈍く、肺炎は治っていても、体力・気力の低下が進んでいるのが見てとれました。

私たちはその後、数カ月は訪問診療や訪問看護を増やし、Mさんの栄養状態や体力回復を慎重にみていくことにしました。

年が明けた2月。Mさんの状態もようやく落ちつき、家族と会話ができるくらいに回復してきて、ほっとしていたのもつかの間、再びMさんの妻からの電話が鳴りました。

在宅医療チームが訪問して診察・検査をすると、Mさんは秋口のときと同様に肺炎を発症していました。

このとき私たちは、妻が以前より落ちついた様子なのを確認したうえで、次のようなお話をすることにしました。

「今、Mさんを入院させるとせっかく体調が戻ってきていたのが、逆戻りになるかもしれません。在宅でも、病院と変わらない治療ができます。Mさんが好きなものを食べて自由に過ごせる自宅で、このまま治療をしませんか」

私たちの話に、今度は妻も理解を示してくださり、毎日医師や看護師が訪問をして、治療をしていくことになりました。

在宅での抗菌薬の点滴などの薬物療法と生活支援により、Mさんは1カ月ほどで、無事に肺炎から回復されました。

解説!

飲み込む力が弱った高齢者に多い、誤嚥性肺炎

事例のMさんのように、寝たきりの状態が長くなった人は誤嚥性肺炎を繰り返すことがよくあります。

誤嚥性肺炎とは、食べ物や唾液が誤って気管に入り、そこに含まれていた細菌が肺に到達し、炎症を起こすものです。

嚥下力が落ち、食事や飲み物を飲むときにむせたり、のどに詰まったりすると誤嚥性肺炎を起こしやすくなるほか、睡眠中に唾液が気管に入る、経管栄養のチューブから細菌が肺に入るなどで、誤嚥性肺炎につながることもあります。

誤嚥性肺炎の典型的な症状は、次のようなものです。

- **発熱**
- **呼吸困難**
- **激しいせき**
- **膿性痰（黄色い痰）**
- **呼吸雑音（ゴロゴロ、ゼイゼイと音がする）**

ただし、高齢者では典型的な症状が出ないまま、肺炎が進んでいるケースもあります。元気がない、ぼんやりしている時間が多い、夜間にせきこむ、食事に普段以上に時間がかかる、体重が減ってきたなど、何気ない症状の裏に誤嚥性肺炎が隠れていることもあるので、注意が必要です。

誤嚥性肺炎を予防するには、**食物の形状や食事の姿勢**に気をつけましょう。水のようなバシャバシャした液体より、とろみがついたもののほうがむせにくいですし、食事の姿勢では首が後ろに反ってあごが上がった状態ではうまく飲み込めません。ベッドでも少し上体を起こし、枕などで頭を支えて飲み込みやすい姿勢を保ちます。

そのほか、口の中の環境が悪く細菌が増えているとき、加齢や低栄養・病気などで免疫力が低下しているときも、誤嚥性肺炎のリスクが高まります。毎食後に忘れずに**口腔ケア**をする、栄養不足・睡眠不足にならないよう食事内容や睡眠に気をつけるといったことも、誤嚥性肺炎の予防につながります。

「肺炎を起こしたら入院」という常識の弊害

在宅療養している人では、一般には誤嚥性肺炎が悪化すると入院し、数値が改善したら家に戻る、というケースが多いと思います。こうした入退院を2回、3回と繰り返し、次第に終末期へと向かっていく例が少なくありません。

こうしたとき、入院先の病院で行うのは「誤嚥性肺炎の治療」のみです。画像や血液検査のCRPなどの炎症反応の数値を見ながら、抗菌薬を投与し、数値が改善したら「肺炎は治った」という判断になり、退院させられます。

しかし高齢者では、肺炎は治っても、入院によって全身の筋力が落ち、時には認知機能も低下し、全身状態は確実に下がってしまいます。在宅医である私の印象では、高齢者は入院すると少なくとも2割ぐらいは元気がなくなって戻ってきます。これでは**肺炎が治ったとしても、「患者さんが回復した」とはとてもいえません。**

これまでの医師の“常識”では、「検査でCRPが10を超えたら入院しなければならない」という感覚がありますが、高齢期医療では、それ自体が患者さんの意思を無視した医療行為であり、むしろ弊害にもなり得るものです。

特に在宅医療は、患者さんの生活を支えるためのオーダーメイド医療です。そこでは、患者さんの生活を置き去りにすることになる入院が最善という感覚は、見直していかなければなりません。

■入院と在宅入院での全身状態変化のイメージ

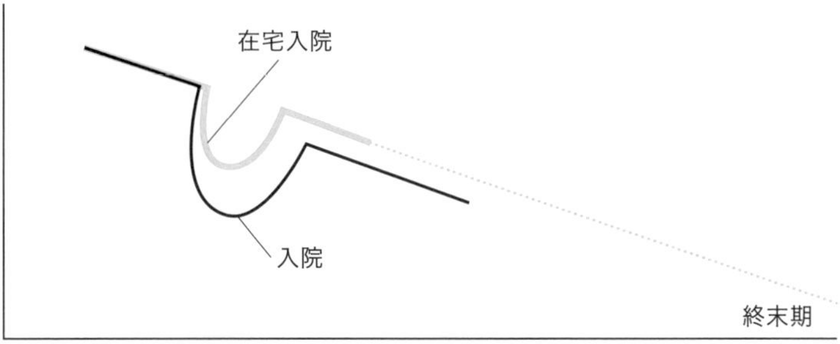

在宅入院のほうが期間も短くでき、重症度も下げ、日常生活動作（ADL）も落ちにくい

病気だけでなく
生活も診る「在宅入院」という考え方

私たちは、Mさんのように入退院を繰り返すケースでは、あえて入院をさせず、在宅で治療をする対応を行うこともよくあります。

肺炎であれば、病院と同じように抗菌薬を中心に治療するのですが、病院では入院患者の状態を毎日確認しないことなどあり得ません。在宅でも同様に、毎日訪問して入院時と同等の医療を提供しながら、同時に患者さんの全身状態や生活支援にも目を配ります。

こうした医療スタイルを、私たちは「在宅入院」と名付けています。患者さんの**病気だけでなく、生活まで診る**ということは、ある意味“病院以上”の医療です。

高齢者や要介護の人に対して、在宅医療だからこそ、できる医療があることを皆さんに知ってほしいと思います。

■在宅入院のイメージ

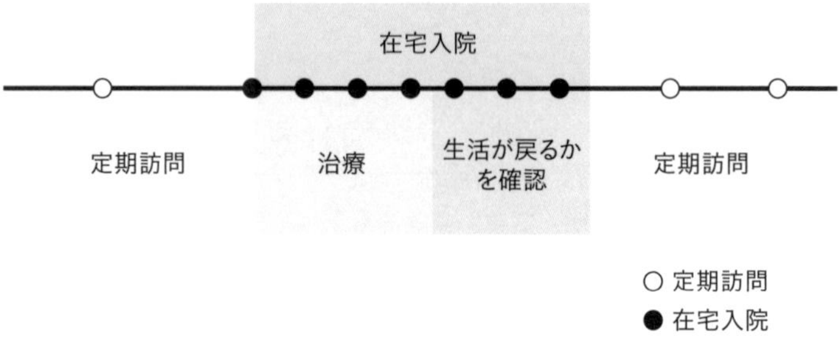

事例13で知ってほしいポイント

- 寝たきりの人や嚥下力の落ちた人は、口の中の細菌が誤って気管に入り、肺に炎症を起こす「誤嚥性肺炎」を発症することがよくある。

- 誤嚥性肺炎の典型的な症状は、発熱、呼吸困難、激しいせき、膿性痰（黄色い痰）、呼吸雑音（ゴロゴロ・ゼイゼイ）など。

- 誤嚥性肺炎の予防法は、食べ物・飲み物にとろみをつける、あごを引いた姿勢で食べる、口腔ケアをする、免疫力が低下しないよう食事や睡眠に気をつける、など。

- 高齢者は、一度入院すると目的の疾患が治っても筋力や認知機能が落ち、全身状態が低下してしまうことが多い。

- 家にいる患者さんのところへ医療従事者が毎日通う「在宅入院」では、病気だけでなく、生活全体の回復を目指す。

Column

フランスでも導入が進む「在宅入院」

先日、フランス医療制度の"在宅入院（HAD)"について、オンラインセミナーを聴講しました。フランスの在宅入院は、病院での入院と同等の高度技術、多種職頻回介入を在宅で行うシステムとのこと。従来の「在宅は慢性期の管理が中心」という概念が「急性期への対応にも」という概念のもとに周産期から終末期までに対象患者が広げられました。

日本の在宅医療のような高齢者を中心にしたものとは異なり、対象者はすべての患者さんであり、なかでも医療依存度の高い方（2時間のケア×4回以上必要な方）が対象となるようです。また薬剤も病院と同等のものがほぼ使用できるそうです。

コロナ労災の対応では、コロナ病棟に入院できない患者さんへステロイドや抗凝固薬を投与するため自宅に伺い、入院や重症化を防ぐ対応や、回復した方の受け入れも積極的に行っていたようです。

フランスのCOVID-19パンデミックは、日本の約10倍であり、医療従事者の負担は計り知れなかったと思いますが、そのなかで先生の「私たちはこのときのためにこの道を選んだのかもしれない」という想いで診療に当たっていたというお言葉を聞いたときは、私も胸が熱くなりました。

Part 4

最終段階こそ、
在宅医療の
良さがわかる

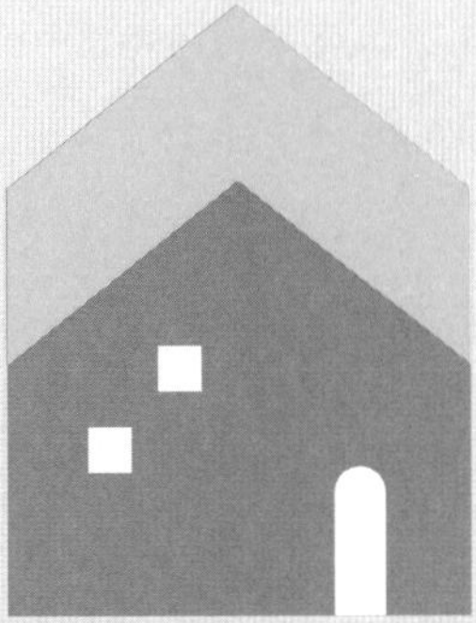

本人・家族の思いは、揺れるのが当然

このパートでは、人生の最終段階、いわゆる終末期の在宅医療について取り上げたいと思います。

「人生の最終段階」という言葉に明確な定義はありません。一般的には、治療をしても現代の医療では回復の見込みがないと判断され、死が避けられなくなった状態をいいます。

個々で状況は異なるので一概にはいえませんが、平均的な数字でいえば、あと数週間から数カ月でその人の一生が終わる、という段階を指すことが多いと思います。

この段階になると、在宅医療をしてきた本人・ご家族のなかでも、さまざまな迷いや葛藤が生じてきます。

これまで治療を続けてきた人に対しては、どこまで治療をするのかという一点を取っても「十分に頑張ったのだから、もういいだろう」と思う人もいれば、「ほかに本当にできることはないのか」と微かな回復の可能性に期待したい人もいます。

さらに、人生の残りの期間をどこで誰とどのように過ごしたいか（過ごさせてあげたいか）についても、本人とご家族、それぞれの思いがあります。時には家族間で意見が対立し、混乱が大きくなることもあります。

もともと在宅療養を始めるときに、在宅看取りという方向で考えていたご家族ですら、いよいよ最期が迫ってきたとき、気持ちが揺れることが多々あります。

本人は「家にいたいけれど、家族につらい思いをさせるのでは」と迷いますし、家族も「家にいさせてあげたいが、現実として自分たちに看取りができるのか」と不安が高まります。

こうした迷いや葛藤は、どんな家族にもあるものです。このような人生の難問に、唯一絶対の正解はありません。**揺れながら、迷いながら、一歩ずつ進んでいくしかない**のです。

在宅医療チームは本人・ご家族の思いに寄り添いながら、一緒になって考えていきます。みんなで考えて、みんなで決める——それでいいと思っています。

そして「最期まで自宅で」という方針が固まったときは、私たち在宅医療チームが全力でサポートします。

痛みや苦痛を取る緩和ケアなどの医療面は当然として、最期の日までその人がその人らしくいられるように、生活全体を支えます。

特に看取りが近づいてきたときは、在宅医療チームでほぼ毎日お宅を訪問します。看取りに至るまでのご家族の不安を軽減し、「これで大丈夫ですよ」と声を掛けながら、ゴールまで伴走をするようなイメージです。このような支援があれば、ほとんどのご家族は、立派に在宅での看取りを果たされます。

こうした人生の最終段階の細やかな支援は、多くの病院では対応ができません。在宅医療が得意とする優れた「エンドオブライフ・ケア」といえるでしょう。

事例14

80代の母親の治療方針で、治療を希望する長女と、無理なことをしたくない次女が対立

- 年齢・性別：80代女性、Nさん
- 住まいと家族の状況：集合住宅の持ち家に1人暮らし（長女は離れた地域に居住。次女一家は近居）
- 健康状態・既往：神経難病
- 要介護（要支援）認定：要介護5

Nさんは、夫が亡くなってから1人暮らしをしていましたが、5年前に神経難病を発症。次第に歩行が不安定になり、3年前から当クリニックが入り、在宅医療をしています。

Nさんは、ここ1年はほとんど寝たきりの状態になっており、訪問看護・訪問介護をフルに使って生活しています。すぐ近くに既婚で子育てをしている次女が住んでおり、週に3、4回は次女がNさんの様子を見に行っています。

神経難病が進行し、嚥下機能も落ちてきたNさんは、この1年の間にも誤嚥性肺炎を何度か起こしています。

一度、一般的な経過ではそろそろ胃ろう造設や人工呼吸器の装着を検討することもあると話をしたところ、Nさんは「この年まで生

きられたし、胃ろうや人工呼吸器をつけてまで、生きるのは嫌」というお返事でした。

また「この先に何かあっても、ずっと家にいたい」という希望も強くありました。そういうNさんの意思について、いちばん身近で介護をしている次女も理解されていました。

あるとき、遠方に住んでいる独身の長女が、実家であるNさんの元へ帰省してきました。この前に長女が実家に帰ったのは半年以上前で、Nさんが**急に弱々しくなってしまったのを見て、心配を募らせた**ようでした。

そんな折、Nさんが食べ物をのどに詰まらせ、慌てた長女が救急車を呼んでしまいました。救急搬送先で治療を受け、Nさんはなんとか一命を取り留めています。

しかし、病院の医師は長女と次女に対し、自分では体を動かせないNさんは、今後誤嚥のリスクを考えると口から栄養を取るのは困難、胃ろうや人工呼吸器を装着しない場合、命の終わりが近い、という説明をしました。

次女はこれまでの経過を見ていますし、Nさんの意思も知っています。そのため「人工呼吸器をつけたりせず、家に帰らせてあげたい」と話したそうです。

しかし、これに猛反対をしたのが長女です。「人工呼吸器をつけないと死んでしまうなら、すぐにつけてください。このまま家に帰るなんてあり得ない」と激しく主張されたそうです。

次女から連絡を受けたあと、当クリニックの医療連携室が病院を訪問し、Nさんの気持ちを確認することに。

肺炎が改善して会話ができるようになっていたNさんは、やはり「人工呼吸器はつけず、家に帰りたい」という意向です。

医療連携室のスタッフは、あらためて長女、次女の2人をベッドで寝ているNさんのそばに呼びました。そこでNさんに向かってゆっくりと「家に帰りたいんですよね」と問いかけると、声は細いですがはっきりと「はい」という言葉が返ってきました。

続いて「何をしても生きてほしい」と願う長女の気持ちに共感を示したうえで、これまでの経緯とNさんの意思を説明。そして、Nさん本人の気持ちを尊重し、家族として支えてあげてほしいとお話ししました。

長女さんは数日間考えられたあとに、ようやく理解を示してくださり、その後、Nさんは再び自宅に戻り、2人の娘に見守られて最期の日々を在宅で過ごすことができました。

解説!

家族にも、それぞれ異なる思いがあるもの

Nさんの事例のように、最終段階の治療方針を巡って、家族間で意見が割れるというのはよくあることです。家族といっても、年齢や立場、介護の関わり方などによって考え方は異なります。

よくあるのが、Nさん一家の長女・次女のように、本人の近くで介護をしている人と、離れた場所にいる人との感覚の差です。

近くで介護をしている人は、高齢者の病気の経過や体調がどういう段階にあって、本人がどんな思いでいるかを日頃から肌で感じています。そのため、本人が「もう治療は十分」というときは、その意向を受け入れやすいと思います。

しかし、遠くにいる人にはその現実が伝わらないことがあります。

高齢の親の元へ、息子・娘が年に数回帰省するといった場合、親はそのときだけは頑張って元気そうに振舞ったりします。その結果、離れて住む子どもの記憶のなかにあるのは、元気だった頃の父親・母親の姿のままです。そこで急に親の命の危機を知らされると動転してしまい、治療してほしいと強く求めることがあります。

当クリニックでもそうした意見の相違は時折あります。このような場合は、息子さん娘さんに**親御さんの家へ行ってもらい、現在の本人の姿を見てもらう**ようにしています。

最終段階が近づいている人は、半年も会わずにいれば、状態が相当に落ちています。現在の本人を実際に見て、話をしてもらえば、本人が望まない治療をいつまでも強いるような方はそれほど多くはありません。

また最終段階の治療方針についての考え方は、世代やその人の環境、ライフステージによっても変わってきます。

私の印象では、親族のなかでも配偶者や本人のきょうだいなどの同年代の人は、年を取る大変さを知っていますから、本人の意向に共感されることが多いです。それに対して息子・娘世代は、インターネットや本でも情報を調べられますから、治療法探しに懸命になられる方もいます。

事例のNさん一家の長女・次女のように、子ども世代が独身か既婚かによっても、意見は変わってくるのかもしれません。私自身の経験からしても、独身の人と自分の家庭をもっている人では、親の死による喪失感もとらえ方が異なるように思います。

最も大事なのは、「本人がどうしたいか」

最終段階の治療方針を巡り、家族間の意見が対立したとき、いちばん基本の拠り所となるのが、やはり本人の意思です。

本人が意思表示をできるときは**「本人がどうしたいか」**を確認し、意思表示が難しくなっているときは**「本人ならどう考えるだろうか」**を想像してみてください。

家族には、家族としての思いがあるのは当然です。「1日でも長く生きてほしい」「別れたくない」と思うものですが、それを少しだけ抑えて「どうしたら本人が、最期の時までその人らしくいられるか」を考え、そこに寄り添ってあげてほしいと思います。

在宅医療チームも加わって何度も話し合いを重ねると、8、9割の人は「このまま家にいたい（本人は家にいたいと思うはず）」という結論になります。あとは本人を中心にして、チームのみんなで決めた方針を実現していけばいいだけです。

事例14で知ってほしいポイント

- 人生の最終段階の治療方針を巡って、本人と家族、あるいは家族同士で意見が異なり、葛藤することがある。

- 身近で介護をしている人は、これまでの経過を把握しており本人の思いも率直に伝わりやすい。一方、遠くに離れて住む家族には、現状がなかなか見えにくいことがある。

- 年齢や立場、独身か既婚かなど、家族それぞれでも意見は異なる。だからこそ本人と家族、在宅医療チームのみんなで話し合うことが重要。

- 最終段階の治療方針を考えるとき、最も大事なのが本人の意思。「本人がどうしたいか」「本人ならどう考えるか」に思いを寄せてみることが大切。

- 意見の相違があっても、何度も話し合いを重ねることでみんなが「これでいい」と思える方針が定まってくる。

事例 15

60 代女性の最終段階が近づき、家族で相談し、みんなで花見に出かけたのが良い思い出に

- 年齢・性別：60 代女性、O さん
- 住まいと家族の状況：戸建ての持ち家に夫婦 2 人暮らし（長男、長女、次男一家が近居）
- 健康状態・既往：卵巣がん
- 要介護（要支援）認定：要介護 2

60 代女性の O さんは、当クリニックで在宅医療をしている患者さんです。

数年前から卵巣がんの治療を続けてきましたが、残念ながら再発してしまい、病院での治療を終えて在宅医療に移行しました。一緒に住む 70 代の夫が主として介護をしています。

O さん夫婦には二男一女がいて、子どもが3 人とも比較的近い地域に住んでいます。次男は結婚しており、孫も 2 人いて、幼い頃からOさんの家でよく遊んでいたそうです。

O さんは在宅医療を始めた当初は、買い物に出るなど日常生活を送れていましたが、ここ数カ月で体調が悪化し、弱ってきています。食事もあまり口にせず、横になっている時間が長くなっています。

終末期が意識され、不安が高まっているようで、家でうつうつとして過ごす日が続いていました。

そんなOさんの様子を見て、夫も子どもたちもどう対応していいかわからず、困惑しています。訪問看護師からも、Oさん一家が悲しみに沈んでいる様子だという報告を受けました。

訪問看護師の話を聞いて、私は次回の訪問診療時にOさんの夫と長女、次男をお呼びして話をすることにしました。

Oさんは医学的には最終段階が近いと予期される、いつどうなるかは誰にもわからないけれど、今のうちにしたいことがあれば楽しんでほしい、Oさんと外出したい希望があれば支援する、といったことをお伝えしました。

それから1週間が経過した3月の初旬、次男さんからクリニックに連絡がありました。月末にOさんと一緒に以前に家族でよく訪れていた公園に花見に行きたい、というお話です。ちょうど孫の受験の後で、お祝いにみんなで久しぶりに出かけようと提案をしたところ、Oさんも喜んでくれたということです。

私たちチームは、車椅子のままOさんが乗ることのできる福祉車両を手配し、支援をすることにしました。

外出の当日は、朝一番で訪問してOさんの健康状態をチェックし、大きな問題がないことを確認。外出先で何かあったときの対処法についてもご家族に説明し、Oさん一家を送り出しました。

一家は車で、孫たちが幼いときには毎年のように訪れていた公園へ行き、花見を堪能したとあとで報告がありました。

外出から1カ月ほどしたある日、Oさんは自宅で息を引き取りました。「最後にみんなで花見に行けたのが、自分たち家族にとって本当に良い思い出になりました」と、ご家族皆さんが在宅医療チームに話してくださいました。

解説!

終末期だからと、安静だけにこだわらなくていい

医師から、最終段階が近づいている、余命数カ月といった話があると、本人もご家族も「体に障るようなことは、何もしてはいけない」という心理になりがちです。本人はただひたすらじっと横になるだけ、家族も息をひそめるようにして命が終わる時を待つ、という状態になってしまいます。

私は、こうした発想は病院的な考え方だと思っています。実際に病院ならば、終末期の患者さんが食べたいものがあっても、やりたいことがあっても、「それは控えておこう」と指示されることが少なくないでしょう。病院の医師たちは、患者さんの命を1分でも長らえることが仕事ですから、「おかしなことをして何かあったらどうする」という発想になります。

しかし、在宅医療はそうではありません。

命の長さも大切ですが、**最終段階を含めてどんな状態でも、その人らしい暮らしができること**——それが在宅医療の目的です。

その人らしさを第一に考えたときに必要だと思うことは、多少のリスクがあったとしても、医療・介護の専門職が可能な範囲を探りながら支援をしていきます。

時には私たちチームのほうから、温泉旅行でも何でも、したいことがあれば相談してほしいと提案することもあります。

どんな段階になっても「その人らしい暮らし」を

当クリニックの例では、外出時にどうしても必要なときは医師や看護師が同行するケースもありますが、事例のOさん一家のように、家族だけで外出をされることもよくあります。家族水入らずで過ごせた時間について、「とても良かった」と言ってくださるご家族がたくさんおられます。

音楽が好きなあるがん患者さんは、終末期に親しい友人を自宅に招いて演奏会を行い、満足したという表情で翌週に亡くなりました。

たとえ最終段階でも、むしろ最終段階であるからこそ、本人は本当に自分のしたいこと、家族は先に逝く人にしてあげたいことを、一緒に考えていきましょう。

事例15で知ってほしいポイント

● 終末期だから「ただ安静にして寝ていなければならない」と考えるのは病院医療の発想。
在宅医療では、「その人らしい暮らしができる」ことが優先。

● 時には在宅医療チームから、家族での楽しいイベントの機会をつくれるように、提案することもある。

● 最終段階が近い寝たきりの人でも、車椅子のまま乗降できる福祉車両などを使い、外出できるケースもある。

● 要介護度の高い人の外出などでは、医師・看護師が付き添う場合と、家族だけでよい場合とがある。

● 最終段階だからこそ、本人は本当にしたいことを、家族はその人のためにしてあげたいことを考えてみよう。

事例 16

肺がんの末期で、自宅で療養中の90代女性。血痰などの症状で不安が募る介護者を支援

・年齢・性別：90 代女性、P さん
・住まいと家族の状況：戸建ての持ち家に、夫と長女、孫と同居（長男一家が近県に居住）
・健康状態・既往：肺がん
・要介護（要支援）認定：要介護 5

Ｐさんは、1年半前に肺がんが発覚。がんとわかったときにはかなり病気が進行した状態で、手術はもちろん、抗がん剤治療も年齢的に難しいという判断になり、そのまま在宅で様子を見ていくことになりました。

Ｐさんは80代の夫と、60代の長女、30代の孫と同居をしています。当クリニックで在宅医療を始めるときに、Ｐさん自身がかなりお年であること、また大人が複数いる家庭ということで、基本的には看取りまで家で行いたい、という意思をＰさん本人とご家族からお聞きしていました。

Ｐさんはここのところ、病状が進み、もともと小さい体がいっそう細くなっています。病変が肺に広がり、胸膜炎も合併していて胸

や腹部の痛みも増しています。私たちは医療用麻薬を使った疼痛緩和を行い、Pさんが少しでもラクに過ごせるように処置や看護を行うこととしました。

併せて、最終段階の医療・ケアと看取りについての方針を再確認しました。Pさんに病院で治療や緩和ケアを受けたいかどうかをお聞きすると、やはり「家にいたい」というご意見です。

ご家族に対しては、残りの時間はおそらく2、3週間前後になる見込みと説明して、「このまま本人のご希望のように、自宅でお看取りという方向で進めていいですか」と尋ねました。

すると長女さんが「先生や看護師さんがいてくださるし、自分たちも家で見送れるようにやってみる」とのこと。

私たちも、在宅看取りを進めるためにチームでサポートすることを約束。今後に予想される展開やPさんの体調変化などを説明すると、ご家族も真剣に聞き取りをされていました。

それから、数日した夜。Pさんが**「せきをしたときに血を吐いた」**という電話が長女さんからありました。

肺がんの末期には少量の吐血や血痰が続くことがよくあります。それ自体は珍しいことではないのですが、長女さんはじめ、ご家族の不安が大きいと考え、お宅を訪問することにしました。

Pさんを診察し、長女さんとご家族に次のように説明をしました。

「少量の出血が続いたり、血痰が出たりするのは肺がんの末期にはよくある症状です。それ自体が命を縮めるような症状ではありません。止血剤のお薬を出すこともできますが、それで止まるとは限らず、だらだらと出血が続くこともあります。

お薬以外にできる対応としては、時々口の中をガーゼで拭い、血痰を取り除いてあげると、ご本人がさっぱりすると思います。それからベッドの角度で上体を少し高くし、あごを少し引く形にするだけでも、血液が口へ上ってきにくくなります。

体の向きを左右にずらすなど、姿勢を変えるとラクになることもあります。Ｐさんの様子を見ながら、やってみてあげてください」

こうしたお話をしたところ、Ｐさんのご家族は対応法がわかり、少し安心された様子です。

その後もしばらくＰさんの少量の出血は続きましたが、ご家族が慌てることなく看護をしてくださり、私たちチームと一緒になって在宅で看取りまでを実現されました。

解説！

出血や呼吸困難などがあると、家族は不安に

それまで平穏に在宅療養をしてきた方でも、いわゆる終末期になると、思いがけない症状が起こることがあります。

Ｐさんの事例のように、肺がんの方では出血や血痰が続くことがあります。肺がんの末期では3割ぐらいの方にみられる“よくある症状”の1つですが、初めてがんの終末期の方を看護するご家族は、やはり慌ててしまいます。

そのほかにも、呼吸困難、全身倦怠感、意識の混濁といった症状

■身体症状が出現してからの生存期間

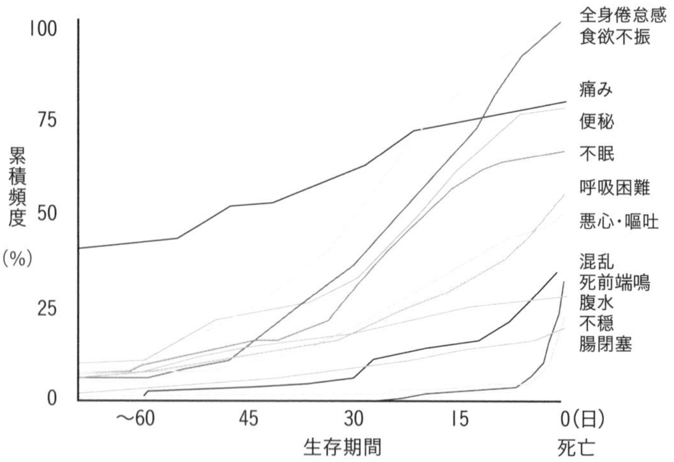

出典:『最新緩和医療学』

が現れることもあります(上図参照)。

在宅看取りの方針が決まったときには、これから起こり得る症状などについても説明はするのですが、実際に出血や、苦しんでいる患者さんを目の当たりにすると、ご家族はどうしても「怖い」と感じ、「家でこのまま看ていけるのか」と不安や緊張が高まります。

私たちは、**終末期にこうした連絡を受けたときは必ずお宅を訪問**するようにしています。医師や看護師がお宅まで行き、顔を合わせてお話しすることがご家族にとって何より安心につながるからですが、訪問する理由はそれだけではありません。

ご家族が患者さんに対して自分たちでしてあげられることを、できる限り具体的に伝えるようにしています。

家族が安心して見守れるように「できること」を指示

例えばPさんのように出血が続くケースでは、病院であれば医師が止血剤を処方して終わりだと思います。また、在宅でも家族から電話があるたびに訪問看護師が急行し処置をする、という対応も考えられるかもしれません。

しかし、その方法では医療従事者でなければ問題を解決できないことになり、医師や看護師がいない時間は、ご家族は不安や緊張がずっと続くことになります。それでは臨終までの期間を安心して見守ることはとてもできません。

終末期に特有の症状が起き、患者さんが苦しそうにしているとき、一般のご家族が**「自分たちにもしてあげられることがある」という感覚をもてる**ことは、実はとても重要なことです。

医師が行うような医療行為はできなくても、口を拭ってさっぱりさせてあげる、姿勢を変えてあげるといったケアは、ご家族にも十分に対応ができます。

何もかも医療従事者まかせというのではなく、ほんの些細なことでも自分にもできることがあると知ると、ご家族は自信をもって看取りに向き合えるようになります。そして苦しいときに寄り添ったという経験が、家族の絆をより深いものにします。

事例16で知ってほしいポイント

- 終末期になると、出血や呼吸困難、意識障害、激しい痛みなどの深刻な症状が現れることがある。

- 在宅看取りを計画している家庭でも、終末期に思いがけない症状に遭遇すると「怖い」「家で看られるのか」と不安・緊張が高まることがある。

- 介護をする家族から、終末期の症状について連絡を受けたときは、お宅を訪問して安心していただくとともに家族ができる具体的な対処法・ケアを指導している。

- 何もかも医師・看護師が処置をするのがいいわけではない。ご家族が「自分にもしてあげられることがある」とわかると自信をもって看取りを進められる。

- 終末期の患者さんだけでなく、そばにいるご家族を支えることも、在宅医療チームの役割。

事例 17

闘病の末、自宅で看取りに至った80代男性。最後の2週間は毎日訪問し、家族を支援

- 年齢・性別：80 代男性、Q さん
- 住まいと家族の状況：戸建ての持ち家に、夫婦２人暮らし
  （長男一家が近居。長女が隣県に居住）
- 健康状態・既往：脳梗塞、認知症ほか
- 要介護（要支援）認定：要介護５

Q さんは、70 代で脳梗塞を起こしたあとに認知症も進んできて、徐々に全身状態が落ちてきました。３年以上、寝たきりの状態が続いています。

介護をしているのは Q さんの妻が中心ですが、長男一家が近くに住んでおり、長男やその妻が時々 Q さん宅を訪れ、高齢の両親の生活を見守ってきました。

Q さんは次第に体調が不安定になり、いよいよ衰弱が進んできています。食事やお茶などの水分もあまり取れなくなっており、眠っているか、力なくぼんやりしている時間が増えています。

私たち在宅医療チームは、Q さんが最終段階にあると判断し、ご家族皆さんに集まってもらい、最期までの医療や看取りの方針につ

いて再確認をすることにしました。

これまでにも何度か最終段階についての話し合いをしてきましたが、Ｑさん本人とご家族は、「できるだけ本人の苦しみがないように、自然なかたちでの最期を希望する」との意向でした。

今回も、栄養については胃ろうなどの経管栄養を行わない、点滴や薬を最小限にする、痛みや苦痛はできるだけ取り除くという方針をあらためて確認しました。

またＱさんの妻だけでなく、独身の長女さんもしばらく仕事を休んで実家にいてくださることになり、看取りも「このまま自宅で」という合意を得られました。

私たちは訪問診療と訪問看護を組み合わせ、ほぼ毎日チームのメンバーが訪問することとし、初めて在宅看取りをされるご家族を支援する体制にシフトしました。

やがてＱさんは、食べ物や水分をまったく受け付けない状態になり、顔色も悪くなってきました。ご家族は「のどが渇いてつらくないのか」と不安げでしたが、この段階では体が水分を受け付けなくなっているので、本人はつらさを感じていない、むしろ点滴などで水分を与えると痰が増え、本人を苦しめることになると説明すると、納得されていました。

その後も、のどがゴロゴロ鳴る、呼吸が苦しそうなど、Ｑさんの**様子が変わるたびに不安や緊張を感じた**ようですが、チームのメンバーが1日1、2回訪問し、「大丈夫ですよ」「これでいいです」と声を掛けていくことで、次第にご家族も臨終へ向け、覚悟が決まったという表情になっていかれました。

そして、2週間余りが過ぎたある日、Qさんは息を引き取りました。Qさんの妻と長女さんが昼間家事をしていて、夕方にベッドに行ったら、もう息をしていなかったそうです。

連絡を受けて私たちが訪問したときは、Qさんの妻と長男さん一家、長女さんが集まっていて、皆さんで談笑をしています。家族で看取りができたという達成感もあるのでしょう、別れの悲しみのなかでも、「家族の思い出の詰まった自宅で、みんなで見送れて本当に良かった」と話してくださいました。

解説！

最終段階の医療・ケアを、どう考えるか

命の終わりが近づいているときの、いわゆる終末期の医療はどのように考えればいいでしょうか。

在宅医療では、最終段階にどのような医療・ケアを望むかについても繰り返し、本人やご家族と話し合いをしていきます。Qさんの家庭のように「本人の苦しみが少なく、自然なかたちで」と希望されるケースでは、以下のような対応をすることが多くなります。

・心肺蘇生

呼吸や心臓が止まったときに心臓マッサージや人工呼吸を施すのが心肺蘇生です。最近では、高齢による衰弱や闘病の末に死期が迫っている人に対して心肺蘇生を行うのは、苦痛を与えるだけの延命治

療にあたると考えられるようになっています。無理な延命を望まないときは、本人やご家族から心肺蘇生を行わない蘇生措置拒否（DNAR）の意思表示をしていただきます。

・人工栄養

口から食事を取れなくなったときに栄養を補うのが、人工栄養です。胃や腸にチューブをつけて栄養を入れる経管栄養と、血管に栄養を入れる中心静脈栄養などがあります。人工栄養はやはり人工的に生かされる延命のイメージが強く、近年は終末期の高齢者には行わないケースも増えています。人工栄養になってから終末期を迎えた人では、臨終に向けて栄養量を減らしていくこともあります。

・従来の治療、服薬

糖尿病や高血圧など、薬物療法で治療を続けたてきた人は、命の終わりが近づいたときは以後の治療を中止し、薬もこの時期に必要とされるものに限って最小限に抑えます。

・点滴

死期の迫った人が食事や水分を取れなくなったとき、以前は点滴をして水分を補うのが標準的な対応でしたが、最近は水分が多過ぎると痰やむくみが増え、かえって苦痛が増すことがわかっています。**基本は行いません**が、行う場合もごく少量にとどめます。

・緩和ケア

がんの疼痛や呼吸困難などの、**苦痛を取り除く緩和ケアは最後のときまで必要**です。医学的には医療用麻薬を使うことが中心になりますが、その人らしい生活や家族との関わりを支援する、本人の思いを傾聴するなどで、死への恐怖・不安を軽減することも緩和ケアの一環です。

家族の看取りに慣れている人はいない

いよいよ命が終わるという段階になると、その人の心身には以下のようなさまざまな変化が現れてきます。

・食べ物や水分を受け付けなくなる。
・血圧、心拍、体温などが不安定になる。
・顔色や手足、爪の血色が悪くなる。
・うとうとしているか、眠っている時間が多くなる。
・話し掛けても反応が鈍く、表情が乏しくなる。
・呼吸が不規則になる。
・尿量が減少する。
・のどの奥で痰がゴロゴロと鳴る。（死前喘鳴）
・あえぐような独特の呼吸をする。（下顎呼吸）

上記のほかにも、激しい疼痛や幻覚、意識障害などが起こることもあります。医療従事者であれば、こうした臨終についての知識もありますし、実際の医療現場でも多数の経験をしているため、「自然な経過」として受け止めることができます。

しかし、ご家族は違います。

最近では、ご家族の死を間近で見る経験はほとんどありません。大切な家族が死の間際にいるという重大なときに、冷静でいられる人はまずいないでしょう。薬が効かなくなったらどうすればいいか、苦しそうに見えるがこれでいいのかと、震えるような思いで過ごしているはずです。

私たちは、在宅看取りをするご家族を支援するため、**看取り期には毎日訪問する**のを原則としています。最後の1カ月ともなれば、場合によっては1日2回、訪問が1カ月で数十回になることもあります。

終末期には特に医療行為はなく、本人・ご家族のお話を聞くだけということも少なくありませんが、医師が話を聞き、そばにいてくれるだけでも、心の痛みは和らぐものです。そうして不安に寄り添い、その時々に最適なケアを探りながら、臨終までの道のりをサポートするのが私たちのやり方です。

医師や看護師にとっては度々訪問するのは確かに大変ではありますが、そうすることで在宅看取りをされたご家族と“一緒に最後まで戦った戦友”のような感情が生まれます。これは医療従事者にとっても、確かなやりがいとなっています。

■終末期に向けた訪問回数のイメージ

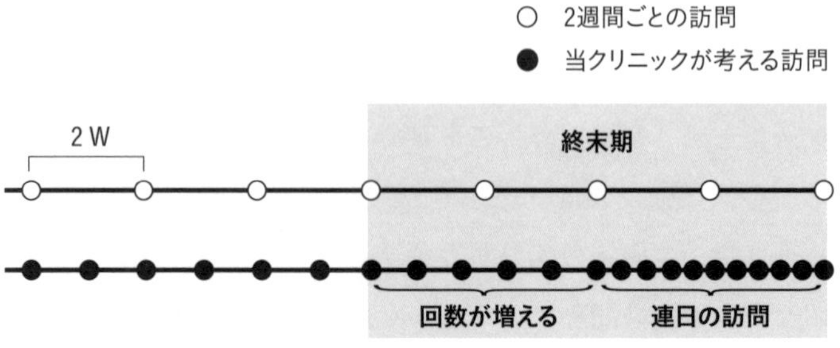

もともと2週間間隔より頻回であり、終末期に向けてより頻回となる。

事例17で知ってほしいポイント

- 死が避けられない最終段階（終末期）になると、食事や水分を受け付けなくなる、眠っている時間が多くなるなど、本人の心身にさまざまな変化が現れてくる。

- 終末期に望む医療・ケアについて、繰り返しご家族と在宅医療チームとで話し合いを行う。本人が延命治療などを希望しないときは、その意思をチームに伝える。

- 在宅看取りの方針を決めたあとも、看取りに慣れていない家族は不安や緊張が高まるのが当然。

- 看取り期には、チームが毎日訪問するようにし、本人、ご家族、在宅医療チームが一丸となって在宅看取りを進める。

- 毎日訪問することで、ご家族は安心して看取りに向き合え、医療従事者も一緒に戦った戦友のような存在になる。

事例18

長年、家族と疎遠になっていた80代の女性。最期が迫ったときに実現した、母子の交流

- 年齢・性別：80代女性、Rさん
- 住まいと家族の状況：賃貸の集合住宅に、1人暮らし
（夫と離別。長男とは断絶状態）
- 健康状態・既往：精神疾患、認知症
- 要介護（要支援）認定：要介護4

Rさんは、80代で1人暮らしをされていた女性です。認知症を発症していて、食事も取れなくなり、衰弱していたところを地域の人に発見されました。知り合いのケアマネジャーからこのままでは孤独死のリスクが高いと、当クリニックに紹介されてきました。

地域の人やケアマネジャーによると、Rさんは既婚者で、夫と息子がいるということです。

ただし、Rさんは若いときに精神疾患を発症し、結婚後も家事や子育てをうまくすることができず、家を出てしまっています。それ以来、家族とは40年以上も疎遠になっているとのことです。

在宅医療を始めるにあたり、家族の同意が必要なこともあり、まず夫に連絡をしました。すると夫自身も80代と高齢になっているこ

ともあり、「すでに縁を切っている」というだけで、まったく取り付く島がありません。

そこで、電話帳に残っていた50代の息子さんに連絡をしました。息子さんも、当初は**「あの人とは長い間会っていない。もう親でもないし、子でもないと思っている」と拒否**をされます。

しかし、このままでは自室でRさんが1人で亡くなる可能性が高く、われわれとしても放ってはおけない、と現状を訴え、一度だけでいいからRさんと会ってほしいとお願いをしました。

息子さんはかなり迷っておられましたが、何度も電話をかけてお願いを続けたところ、ようやく「一度だけなら」といって了承をしてくれました。

1週間後、息子さんは半日の休暇を取り、私たちと一緒にRさんの自宅を訪問しました。

Rさんが住んでいるのは小さなアパートで、ずいぶん前から認知症が進んでいたようで、室内は荒れ果てています。そこへ上がった息子さんは、40年以上ぶりに母親と対面しました。

私たちはRさんにも「息子の○○さんが、会いに来てくれましたよ」と説明しましたが、Rさんは意味がわからないのか、汚れた布団に横になり、うつろな目を向けて見ているだけです。

簡単な挨拶をしてRさん宅を出た息子さんと私たちは、クリニックへ移動し、在宅で支援をするか、施設に入所するかなどを相談することにしました。

私たちの説明をひととおり聞いたあと、それまでずっと硬い表情だった息子さんが「あんな状態だとは思わなかった」とつぶやき、母親であるRさんと別れる前の出来事などを語り始めました。

私たちが耳を傾けていると、息子さんはこれまでのさまざまな思いが溢れたのか、涙を流しています。そして「ひどい親だけれど、俺にとってはやっぱり母親なんだ」と言って、最後は人目もはばからず号泣されていました。

私たちが、息子さん自身の現在の状況についてもお聞きすると、現在は結婚して妻子もいて、幸せに生活しているとのこと。そしてその妻が「母親に会ってあげたほうがいい」と面会を勧めてくれたとお聞きし、私たちも安堵しました。

そして無事に息子さんの了承を得て、在宅でRさんの支援を進めることになりました。

Rさんは、それから半年ほどした晩秋のある日、自宅で亡くなりました。

在宅療養中には息子さん一家が何度かRさんを見舞いに訪れていましたが、そのときには息子さんや孫を気遣う母親らしい一面も見られ、長年の家族の不和も癒されたように見えました。

Rさんの葬儀のあとには、息子さんがクリニックまで挨拶にも来てくれました。息子さんの「最期に母親に会えて良かった。会わずに死んでいたら、きっと後悔していたと思います」という言葉が、印象に残りました。

解説！

最期の関わりにより、家族も前向きに生きられる

すでに親族が全員亡くなっているなど本当に身寄りのない方では、1人暮らしでも在宅医療チームが本人を支援し、在宅看取りとなることもあります。

一方、家族がいるけれど長く疎遠であるというRさんのようなケースでは、なるべく最期までにご家族とつながれるようにチームで働きかけをすることもよくあります。

人生の終わりが近づいた終末期というのは、ほかに代えることのできない特別な時間だと私は思います。長い間不仲だった家族でも、命の終わりが近いことを知ると、本人あるいは家族がそれぞれに歩み寄り、和解できる例は少なくありません。

そして終末期の介護などを通じて、**家族が互いに心を通わせる時間**が少しでもあると、それまでに数多くの苦労や葛藤、嫌な記憶があったとしても、最終的にすべてが「良い思い出」になります。

反対に、最後に良い関わりをもてないまま家族の1人を失うと、その人の死後も「かわいそうだった」「寂しい最期だった」「後悔している」など、家族にずっとマイナスの感情が残ってしまいます。

その人が亡くなったあと、残された家族が前向きに生きていくためにも、終末期の関わり方は重要な意味をもちます。

事例18で知ってほしいポイント

- 身寄りのない1人暮らしの人でも、在宅医療チームの支援で在宅看取りをすることができる。
- 家族と疎遠になっている1人暮らしの高齢者では、家族と再びつながれるようにチームが働きかけることもある。
- 終末期は特別な時間。長年不仲だった家族が、命の終わりが近づいたことを知ると、和解できる例も多い。
- 終末期に本人と良い関わりをもてると、「良い思い出」が残る。良い関わりをもてないと、マイナスの感情ばかりが残る。
- 家族が、本人が亡くなったあとの人生を前向きに生きるためにも終末期の家族の関わりが重要になる。
- 途切れたつながりを戻してあげることも在宅医療の仕事と考えている。

Column

「在宅看取り率 90%」は全国トップクラス

在宅医療を行うクリニックでも、「在宅看取り」をどのくらい重視しているかは、医療機関によって差があります。

一般的には、容体が安定しているときは在宅で療養をしていて、終末期や重篤な状態になったときは在宅医から地域の病院へとつなぐ例が多いところもあるようです。

それに対して当クリニックは、「患者さんが望む場所で最期を迎えられる」ことを基本方針としています。本人に「最期まで自宅で」という希望があれば、できるだけ救急搬送を減らすべく、在宅での治療や生活支援に力を入れています。

また看取りが近づいた時期には、本人と家族が不安や緊張に苛まれて在宅看取りを諦めることがないよう、終末期の医療・ケアをかなり手厚くしています。

その結果、過去 5 年間の実績でも、在宅療養をされている人のうち、8、9 割は自宅（有料老人ホームなどの施設を含む）での看取りを実現されています。これは全国でもトップクラスの在宅看取り率といえます。

「最期まで、自宅で自分らしく過ごしたい」という人は、在宅看取り率をチェックし、医療機関の姿勢や実績を確認したうえで、在宅医療クリニックを選ぶと安心でしょう。

当クリニックの在宅看取り率

2016	2017	2018	2019	2020
80.50%	78.90%	88.69%	86.67%	92.75%

Part 5

在宅看取りで、命を受け継ぐ

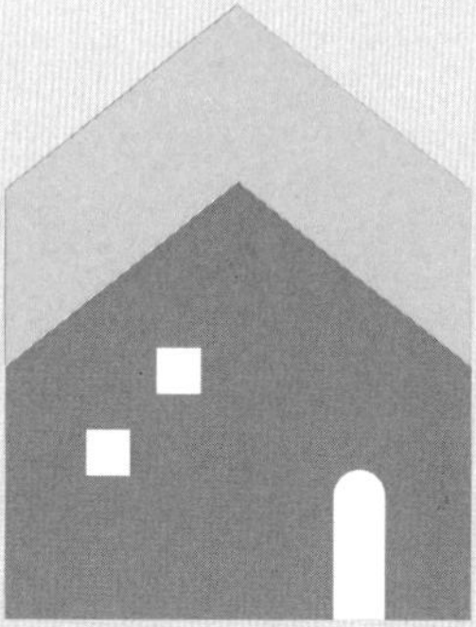

本人が亡くなったあとにも、家族の物語は続く

在宅医療の事例の最後に、「看取り後」のことも取り上げておきたいと思います。

在宅看取りというと、闘病をしてきた人が亡くなったらそこで終わり、というイメージが強いかもしれません。確かにご本人の命は臨終で終わりますが、介護をしてきたご家族の人生はその後もずっと続きます。なかには、大切な人を失った悲しみから食事をまったく取れなくなって衰弱する方や、社会的なつながりを断って引きこもり、うつ状態になってしまうような方もいます。

そうした遺族の悲しみに寄り添い、死別後の新しい日常生活を支障なく送れるように支援する**「グリーフケア」**も、私たち在宅医療チームの仕事の1つです。

在宅看取りをされたご家族と私たちチームは、看取りへの道のりのなかで何度も話し合いを重ね、その時々でうれしかったことも悲しかったことも、たくさん共有してきています。

そうした関係があるからこそ、身内のような感覚で亡くなった方を一緒にしのぶことができますし、見送ったあとのご家族の思いにも丁寧に耳を傾けることができると思っています。

家族を失ったあとは、悲しくつらい気持ちはもちろん、人によっては後悔や自責の念などに苛まれることもあります。死別後、少し時間が経ってから、つらさや喪失感が強まるケースもあります。グ

リーフケアでお伺いしたときは、そうした率直な気持ちを私たちに話していただければと思います。

十分に悲しみ、涙を流すことも、ご家族が前を向いてその後の人生を生きるために必要なことです。

そしてもう1つ、皆さんにお伝えしたいことがあります。それは1人の人の死も、本当の意味での終わりではないということです。当クリニックは基本理念として、次の言葉を掲げています。

「患者さまが誇りと尊厳の溢れる人生を全うし、
ご家族が命を受け継ぐ一助となりたい」

ここで注目してほしいのは、「ご家族が命を受け継ぐ」という部分です。私は在宅医療を通じ、たくさんのご家族の看取りを見つめてきました。そこでいつも思うのは、1人の人の命の灯が尽きても、その人が遺したものは次世代へと必ず引き継がれるということです。

特に家族で看取りをするという経験は、親御さんから息子さん・娘さん、そしてお孫さんへという、**命の大きなつながり**を実感するまたとない機会です。看取りによって経験したこと、そこで感じたこと、学んだことが、次の世代やその次の世代へと、確実につながっていきます。それをよく表しているのが最後の事例です。

高齢世代、親世代のためだけでなく、そのあとの世代の方々にとっても、在宅医療・在宅看取りはとても意義のあるものです。

事例 19

10 年以上の介護の末に、夫を看取り。1 人になった妻に対してグリーフケアを実施

- 年齢・性別：70 代男性、S さん
- 住まいと家族の状況：集合住宅の持ち家に、夫婦 2 人暮らし（子どもはなし）。
- 健康状態・既往：脳出血、認知症
- 要介護（要支援）認定：要介護 5

70 代の S さんの妻はこの春、10 年以上の介護の末に、夫を看取ったばかりです。当クリニックでは、看取りまでの後半の 4 年間、S さんと妻の生活支援を続けてきました。

S さんは、60 代のときに脳出血で倒れ、その後、認知症を発症。最後の 3 年間は寝たきりで過ごしていました。

子どものいないご夫婦はとても仲が良く、妻も介護が必要になった S さんを献身的に支えてきました。看取りが近づいたときも臨終のときも、別れの悲しみをこらえ、気丈にふるまっておられた様子でした。

ただ、長く介護をしている人は、介護をすることがその人の仕事という感じになり、「自分がしっかりして面倒をみなければ」という

気持ちの張りになっていることがよくあります。私たちチームでは、子どものいないＳさんの妻も、夫の世話が生きがいになっているように見受けられ、夫が亡くなったあとにガクッと気落ちをされてしまうのでは、と心配をしていました。

そのため、Ｓさんの臨終のあとに挨拶に行き、後日グリーフケアとして「またあらためてお伺いします」と伝えておきました。

葬儀が済んで落ちついた頃に、１人暮らしになったＳさんの妻の家を医療連携室のスタッフが訪問。Ｓさんの妻は、力のない笑顔で迎えてくれましたが、少し顔が痩せた感じで、身なりも以前より手を掛けていない様子です。

挨拶をしてお宅に上がり、「１人だとお寂しいですね、食事は取れていますか？」と尋ねると、やはり自分１人では調理もおっくうで、食べる気がしないとのこと。さらにお話に耳を傾けていると、**夫が倒れる前にもっとこうしておけばよかった、夫は寝たきりになってつらかっただろう、最後はどんな気持ちだったのか、などと胸に溜まったいろいろな思い**を絞り出すように話してくれます。

「そうですね」と共感しながら１時間ほど傾聴し、話をすることでＳさんの妻が少し気力を取り戻したのを確認して、「今日はたくさんお話を聞かせてくださって、ありがとうございました。またご主人の思い出話を聞かせてくださいね」と次回の訪問を約束し、辞去しました。

こうした訪問と傾聴を数回行ったところ、Ｓさんの妻も少しずつ夫のいない日常に慣れていかれたようでした。

解説！

必要に応じて、専門的なケアにつなげることも

身近な大切な人を亡くしたとき、遺族は「グリーフ（喪失による悲嘆）」と呼ばれる状態に陥ります。このときには精神的・身体的にさまざまな反応が起こります（右ページ図参照）。グリーフの状態にあるご家族の元を訪問し、遺族が精神的・身体的に回復されるように支援するのがグリーフケアです。

当クリニックでは、グリーフケアとして亡くなった当日にお伺いすることもありますし、後日にあらためて伺うこともあります。訪問の時期や回数はご家族の状況に応じて調整します。

遺族の方を訪問したときに行うのは、Sさんの事例のように、ご家族の看取りをしたあとの今の思いをしっかりと傾聴すること。そして在宅医療チームと故人との関わりのエピソードをお話しするなど、故人の思い出を一緒に偲ぶということです。

「昨年の今頃はまだお元気で、私たちが訪問したときにご主人が庭木の柿を採ってくれましたね」「玄関に飾ってある珍しい石について質問すると、すごくうれしそうにお話ししてくれましたよ」など、何気ない日常の1コマをお話しするだけでも、亡くなった人を思うことになり、ご家族も喜ばれます。

こうした**傾聴や思い出話などを繰り返す**ことで、ご家族は次第に別れの悲しみを受け止められるようになり、徐々に気持ちや生活を

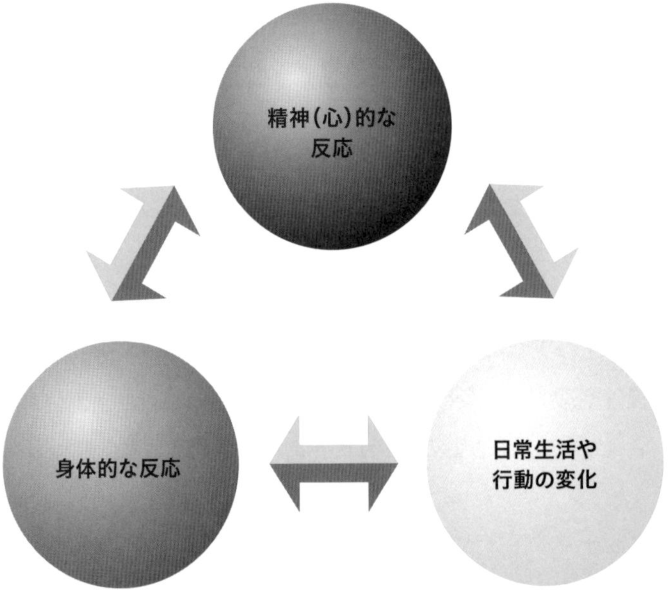

立て直していけるようになります。

　実は看取りの前の段階から、ご家族の関係性や、ご家族の個々の性格、心身の状態などから、十分なグリーフケアが必要と思われるご家族がわかることもよくあります。そうした場合、在宅医療チームでも注意しておいて死別後に十分なグリーフケアを行います。

　さらにうつ症状などで専門的な治療が必要と判断したときは、精神科の専門医や自治体の専門機関などにつなげることもあります。

事例19で知ってほしいポイント

- 在宅医療は、本人の臨終で終わりではない。
本人亡きあとの遺族の心身を支える「グリーフケア」も行っている。

- グリーフとは「喪失による悲嘆」。大切な人を失った人は、孤独や寂しさ、食欲不振、睡眠障害など、精神的・身体的にさまざまな反応が起こり、日常生活に支障が生じることがある。

- グリーフケアで大切なのは、遺族の人の思いに耳を傾け、「傾聴」すること。故人との思い出のエピソードなどを話し合うのもいい。

- 遺族は話を聞いてもらい、共感してもらうことで、次第に死別の悲しみを乗り越え、気持ちや生活を立て直すことができる。

- うつ症状などで専門的な治療が必要と判断したときは、
精神科の専門医や自治体の専門機関を紹介することもある。

事例 20

自宅で祖父を看取ったご家族。小学生の孫が書いた作文は、在宅医療チームにとっても宝物に

- **年齢・性別：70 代男性、Hさん（本人）**
- **住まいと家族の状況：持ち家の戸建てに、夫婦2人暮らし。長女一家（長女、夫、子ども3人）が近居**
- **健康状態・既往：肥満、糖尿病、脳出血**
- **要介護（要支援）認定：要介護 5**

70 代のHさんは要介護5の寝たきりで、在宅療養をされていた患者さんです。家庭のなかで、事例8で取り上げた「お孫さんの宿題の音読に付き合う（88ページ）」という役割を得て、約3年間、在宅で生活をされていました。

その後、小学生のお孫さんたちは宿題を通じて祖父のHさんと接するうちに、Hさんの介護も自然に手伝うようになったそうです。終末期の頃には、Hさんの便のおむつ替えでも特に嫌がる様子もなく、ごく自然にできるようになっていました。

そうした療養生活の末、最期はご家族皆さんに見守られ、在宅での看取りとなりました。

Hさんが亡くなって、1カ月ほどした頃。グリーフケアの一環で

Ｈさん宅を訪問すると、長女さんが、小学校６年になった孫が書いてくれたという作文を私たちに見せてくれました。そこには、丁寧な文字でこのような内容が記されてしました。

「初めての経験」

おじいちゃんが亡くなってもうすぐ１カ月が経つ。あの時の悲しみはわすれない。私は人が亡くなるしゅん間を見たのは初めてだった。本当にあっというまだった。その時は、すごく泣いた。

そして、今までは人が亡くなっている姿を見るのは少しこわかった。でも今回は、私達が病気の世話をしていたおじいちゃんだった。だから、亡くなっている姿を見るのはこわくなくなった。こわいというよりも悲しかった。でも、おばあちゃんは泣いていなかった。そして、泣いている私達をはげましてくれた。それで私は勇気をもらった。

そして亡くなって二日後の27日は、おつやだった。おじいちゃんを家から出す時には、もう帰って来ないと思って泣いた。その次の28日はおそうしきだった。おじいちゃんをもやす前の最後にさわったかんしょく、温度などはわすれない。

そして今は、骨となって家にいる。

時々おじいちゃんがいないと思う。そうすると、少し悲しい。でも、ちゃんと空の上から見ていてくれると思うと、少しうれしい！

おばあちゃんは私達がいないときは一人でいる。悲しいと思う。それでもおばあちゃんは泣かずに、笑ってはげましてくれている。そうすると私も元気がもらえる。だから、なるべくおばあちゃんのそばにいられるようにしている。

だから、私は逆におばあちゃんをはげましたいと思っている。そして、これからは笑顔をわすれず、いろいろな人をはげましていく。それには少し時間がかかると思う。でも、いつかは人をはげまし、時にはげましてもらえる、そういう人間になりたいと思った。

作文には、お孫さんの気持ちが率直につづられ、祖父のHさんの看取りを経験したことで、いろいろなことを学び、成長された様子がとてもよく表されています。

私たちは、在宅医療チームのみんなで読みたいからと長女さんに伝え、お孫さんの作文を写真に撮らせてもらいました。今も、その作文は私たちチームの宝物になっています。

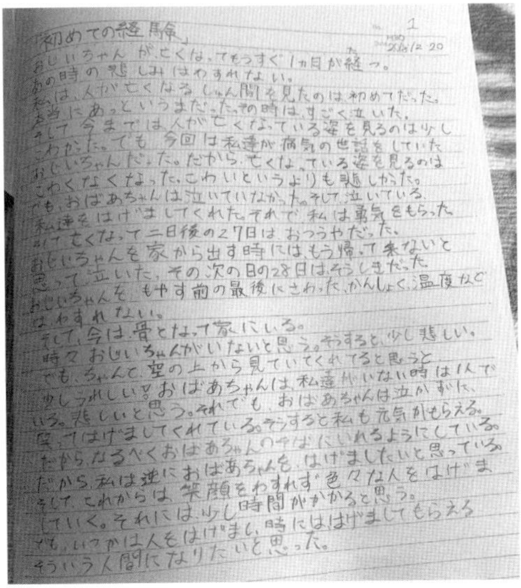
「初めての経験」
おじいちゃんが亡くなってもうすぐ1カ月が経つ。
あの時の悲しみはわすれない。
私は、人が亡くなるしゅん間を見たのは初めてだった。
本当にあっというまだった。その時は、すごく泣いた。
そして今までは、人が亡くなっている姿を見るのは少し
こわかった。でも今回は私達が病気の世話をしていた
おじいちゃんだった。だから、亡くなっている姿を見るのは
こわくなくなった。こわいというよりも悲しかった。
でも、おばあちゃんは泣いていなかった。そして泣いている
私達をはげましてくれた。それで、私は勇気をもらった。
そして亡くなって二日後の27日は、おつうやだった。
おじいちゃんを家から出す時には、もう帰って来ないと
思って泣いた。その次の日の28日は、そうしきだった。
おじいちゃんをもやす前の最後にさわった、かんしょく、温度など
は、わすれない。
そして、今は骨となって家にいる。
時々おじいちゃんがいないと思う。そうすると、少し悲しい。
でも、ちゃんと空の上から見ていてくれてると思うと
少しうれしい。おばあちゃんは、私達がいない時は1人で
いる。悲しいと思う。それでも、おばあちゃんは泣かずに、
笑ってはげましてくれている。そうすると私も元気がもらえる。
だから、なるべくおばあちゃんのそばにいれるようにしている。
だから、私は逆におばあちゃんを、はげましたいと思っている。
そして、これからは、笑顔をわすれず色々な人をはげま
していく。それには、少し時間がかかると思う。
でも、いつかは人をはげまし、時にははげましてもらえる
そういう人間になりたいと思った。

先に逝く人から教えてもらうことも、たくさんある

事例のHさんのように、幼いお孫さんも含めて家族で介護をし、家族で看取るというのは、どの家庭でもできることではないかもしれません。最近では、身近な人の「死」はつらく悲しいこと、幼い子どもには見せないようにするという傾向が強いと思います。

現在30代後半の私は小学生の時に祖母が亡くなりましたが、祖母に関するすべてを大人が済ませてしまい、自分は遠巻きにしているだけで関わりをもてませんでした。当時はそんなものだから仕方がないと思いましたが、あとから思うと、それは孫にとっても寂しいものです。私が医師になったあと、祖父の具合が悪くなったときは、時間としてはわずかですが薬のアドバイスをするなど、少しでも関わりをもてたので、ありがたかったと思っています。

ほんの些細なことでもいいので、亡くなる人と残る人との間に何かしら関わりがあると、そのことが、本人が亡くなったあとに遺族の気持ちを支えてくれるように思います。

介護をしている最中はつらいことや不安、戸惑いもたくさんあるでしょう。しかしその経験を通じて、残る人たちは先に逝く人からたくさんのことを教えてもらっています。Hさんのお孫さんのように、大好きなおじいさんが病気を経て亡くなったという体験は、お孫さんのなかでずっと生き続けていきます。在宅看取りはこのように**「命を受け継ぐ」**ものなのです。

事例 20 で知ってほしいポイント

- 大切な人の病気や死は、つらく、悲しいこと。
  しかしそこに寄り添うことで、次世代の家族もたくさんのことを教えてもらっている。

- 在宅看取りは先に逝く人から、残る人たちが「命を受け継ぐ」かけがえのない経験。

- 看取りの現場に立ち会うことは、在宅医療チームにとっても大きな学びであり、医療・介護の専門職としての成長にもつながる。

Part 6

在宅医療の「質」が問われる時代

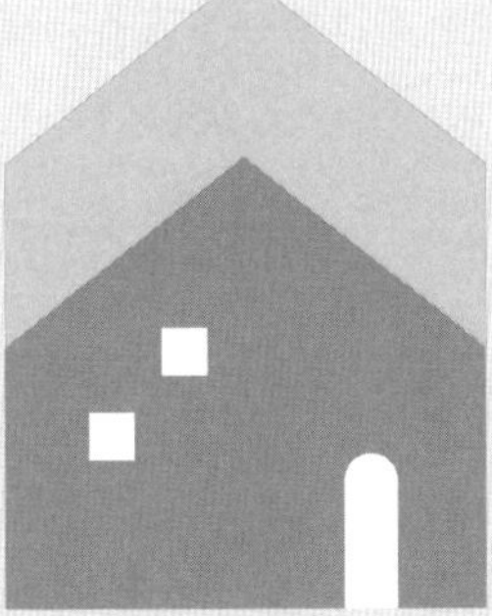

数字には決して表れない在宅医療の「質」が重要になる

これからは、ますます在宅医療が求められる時代になります。

本書の冒頭でも触れましたが、厚生労働省の試算では、団塊の世代といわれる方々がすべて75歳以上になる2025年には、在宅医療を受ける人が100万人を超えると推計されています。

在宅医療の増加の最も大きな要因は、高齢者が増えていることです。高齢者が多くなれば、それだけ医療を必要とする人が増えます。特に75歳以上の後期高齢者といわれる年代になると、心臓などに病気を抱える人も多くなり、体が弱って介護が必要になる人も増えます。後期高齢者になると、医療機関を受診している人は8割を超えるようになり、要介護認定を受けている人も同様の水準になります。

それだけではありません。国では増え続けている医療費の抑制のため、入院患者用のベッドを減らす方向に動いています。わが国の必要病床数はこの20年で30万床以上少なくなり、2025年には115～119万床程度とする計画です。

そこで、医療や介護を必要とする高齢者・患者の受け皿として、在宅医療が推進されるようになっています。国でも、従来のような病院での外来（通院）医療、入院医療と併せて、自宅で治療・療養をする方々を支える在宅医療を拡充するため、さまざまな施策を行ってきています。

厚生労働省では、これからの超高齢社会に向けて、在宅医療で次の4つの医療機能を確保してくことが急務としています。

① **退院支援**

② **日常の療養支援**

③ **急変時の対応**

④ **看取り**

在宅医療の体制について

〇在宅医療の体制については、都道府県が策定する医療計画に、地域の実情を踏まえた課題や旋策等を記載。
〇国は「在宅医療の体制構築に係る指針」を提示し、都道府県が確保すべき機能等を示している。

～「在宅医療の体制構築に係る指針」による在宅医療提供体制のイメージ～

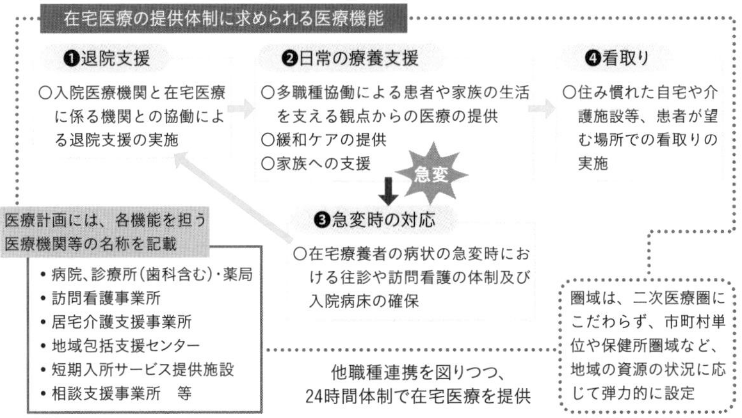

出典：厚生労働省「在宅医療の体制構築に係る指針」

在宅医療を行う医療機関は増えている

実際に、在宅医療を行う医療機関は増えています。

特に地域の人々のかかりつけ医として診療を行っている病院、診療所、クリニックなどで、在宅医療の要素である定期訪問診療や臨時の往診を行う施設は増えています。厚生労働省の調査（2014年）では診療所の22.4％、病院では31.7％が訪問診療を行っています。

また病院の医療ソーシャルワーカーやケアマネジャーなどが関わることで、病院で入院治療を受けた高齢者・患者を、退院時に在宅医療へとつなぐ流れもかなり増えてきています。

つまり、在宅医療の4つの機能のうち、❶の**退院支援**と、❷**日常の療養支援（定期訪問診療、臨時の往診）**は、本人や家族が希望すれば、実現しやすくなってきているといえます。

しかしながら、残りの❸**急変時の対応**と❹**看取り**の機能については、医療機関によってかなり差があるのが実情です。

「24時間対応」と「看取り」ができるところは限られる

まず、❸**急変時の対応**では、24時間365日の診療体制が不可欠になります。

在宅医療を行う医療機関で、24時間対応が条件となっている「在宅療養支援診療所」として届け出をするためには、以下の基準を満たしている必要があります。

＜在宅療養支援診療所の基準＞（抜粋）

・患者を直接担当する医師または看護師が、患者およびその家族と24時間連絡を取れる体制を確保すること
・患者の求めに応じて、24時間往診が可能な体制を確保すること
・担当医師の指示のもと、24時間訪問看護のできる看護師あるいは訪問看護ステーションと連携する体制を維持すること
・緊急時に連携する保険医療機関において検査・入院時のベッドを確保し、その際に円滑な情報提供がなされること
・患者に関する診療記録管理を行うのに必要な体制が整備されていること
・地域において、介護・福祉サービス事業所と連携していること

（ニッセイ基礎研究所、篠原拓也／「診療報酬はやわかりマニュアル2018年4月改定版」「田辺三菱製薬、診療サポート情報」等を元に作成）

当クリニックもこの「在宅療養支援診療所」として届け出をしていますが、在宅医療を手掛ける診療所全体のうち、この届け出をしている施設は約6割にとどまっています（次ページグラフ参照）。残る約4割は、24時間の対応は行っていないことになります。

さらに、在宅での看取りに対応している診療所・病院はまだ非常に少なく、全体の5％前後ともいわれます。

ここからいえるのは、在宅医療を行う診療所は増えていても、「最期まで自宅で過ごす」を実現できるかどうかは、その医療機関の診療体制や方針に大きくかかっているということです。

在宅医療サービスを実施する一般診療所の施設数

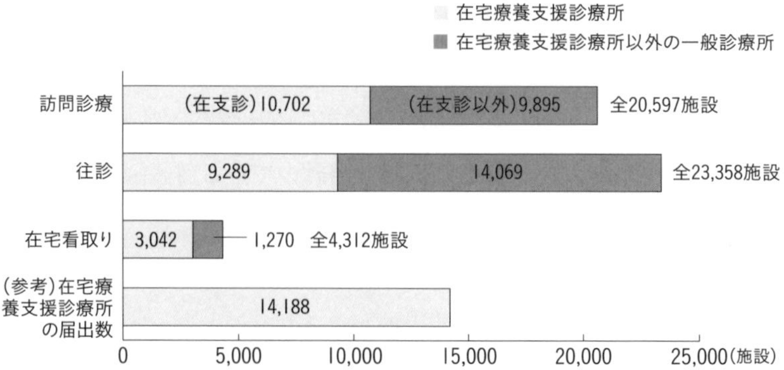

出典:平成26年度医療施設調査(厚生労働省)(特別集計)

さらに、在宅医療の「質」についても、同様のことがいえます。

在宅医療はもともと介護が必要な高齢者や、病気が進んできた人を対象とすることが大半です。こうした方々は時間とともに病状や要介護度が変わっていきますし、終末期に向けてはより手厚い医療・ケアが必要になります。

そうした方々が自宅で安心して生活を続けていくためには、病院の外来診療の延長で時々医師や看護師が家を訪問する、というだけではやはり不十分だと思います。

だんだん弱くなる患者さんとそれを見守るご家族を支援するためには、病院の医療とは本質的に異なる、より質の高い在宅医療が必要になります。

当クリニックは、在宅医療に特化した在宅療養支援診療所の1つとして、常に在宅医療の「質」という部分にこだわり、責任をもって医療・ケアを提供していきたいと考えています。

私たちクリニックが大事にしている点について、以下に順に説明したいと思います。

在宅医療の質❶
「24時間対応」にこだわる

要介護の人とご家族の生活では、いつ何があるかわかりません。その方々を支えるには24時間365日の診療が必要ですし、私たちはそれを実行することを大切にしています。

私の知るなかでは、開業医のうち24時間365日対応をしているのはほぼ唯一といってもいいと思います。実際にコールは毎晩のようにありますし、求めに応じて臨時の往診も多数あります。

具体的な数字でいうと、夜間帯の電話は1日あたり平均3回、月に90.7回に上ります。**電話を受けて医師または看護師が訪問した割合は、76.1％**です。

これは私が在宅医療クリニックを開業した当初から、大事にしている部分です。30代という在宅医としてはかなり若い年齢で開業をしたのは、患者さんが必要とするときにフットワークよく動ける、というのも大きな理由になっています。

現在は、グループ全体で私を含め常勤・非常勤の医師が50人、看護師が25人で、24時間365日の対応ができるように勤務体制を組んでいます。

本書の事例のなかでも書きましたが、やはり夜間に電話をするときは、「夜間に先生を起こしていいのか」とかなり気を遣うものです。電話をしていいかどうか迷いながら、それでも掛けてきたということは、それだけ心配しているということです。私たちはそうした患者さんやご家族の気持ちを汲み、積極的に訪問することを心掛けています。

実際に訪問して、医師や看護師の顔を見るだけでも患者さん・ご家族は安心されます。それも普段の信頼関係があるからこそで、見ず知らずの救急隊がやってきていきなり病院に運ばれるのとは、やはり意味が違います。

このような24時間365日対応により、当クリニックの患者さん（85歳以上で平均要介護度3）の救急搬送利用率は8.1％と、静岡県の救急搬送率（65歳以上の全人口）11.9％を大きく下回っています。

在宅医療の質❷
「医療3割、生活7割」で生活を支える

在宅医療というと、家にいる人に医療を施すものと思われがちです。しかし、私たちの考える在宅医療は、医療は3割程度に過ぎず、残りの7割は生活をみることだと考えています。

年を取って心身が衰えた人や認知症が進んできた人、病院でのがんの治療を終えた人、こうした方々に対して現代の医療でできることは限られています。

むしろ過剰な治療は、本人に苦痛を与えることもありますし、入院したまま筋力低下で寝たきりにつながるなど、本人らしい生活を奪うことにもなりかねません。場合によっては、**医療撤退という選択肢も**あります。

しかし、病気が進んでも要介護になっても「その人がその人らしく自宅で過ごす」ために、できることはたくさんあります。その7割の生活を支えることを目的に、医療・介護の専門職が協働してチームでサポートすることを重視しています。

要介護度が高くなって誤嚥性肺炎を繰り返すような場合も、検査で炎症の数値だけを見て入院させるようなことはしていません。

医師によっては「在宅でもしものことがあればどうするのか」という点ばかりを気にして、入院選択をする人もいます。

しかし、入院では肺炎の治療はできても、その人の大切な7割の生活がすっぽりと抜け落ちてしまいます。その結果、肺炎が治っても認知症が進行する、筋力が衰えるなどして、自宅に戻ったときには患者さん自身の生活は失われていた、という悲しい結果も起こり得ます。さらにいえば、入院を機に二度と自宅へ戻れなくなってしまう人も珍しくありません。

だからこそ、肺炎などで治療が必要になったときには、在宅での生活を守りつつ治療をするという「在宅入院（124ページも参照）」をおすすめすることもよくあります。

肺炎を治すだけでなく、「患者さんが送るべき普通の生活に戻す」

ところまでを、私たちは治療と考えています。

在宅医療の質③
一緒に寄り添い、一緒に悩む

在宅医療を選択される患者さんは、治療・入院などを経験されてから在宅医療に移行してくることがほとんどです。初診で在宅医療を始めたという人は、あまりおられません。

つまり在宅医療に入るまでにも、いろいろな病気と闘ってきた経緯があり、どこかの時点で「治らない」という事実に直面していることが多いものです。

このつらい現実を受け入れることは、本人にとっても、身近なご家族にとっても容易なことではありません。

自分や大切な人が徐々に弱っていく不安に耐えられず、「何か別に治療法があるのでは」という希望にすがりたくなることもあるでしょう。本人とご家族、またはご家族の間でも、今後の医療・ケアの方針について考え方が異なることも多々あります。

1人の人の人生そのものに関わる難しい問題ですから、皆さんが悩むのは当然のことです。どんな人でも、どんなご家族でも、悩みや葛藤がないということはないと思います。

そうした難しい思いを抱えている方々に対し、私たちができるのは一人ひとりに寄り添い、一緒に悩むことです。

一緒に悩んで考え、そのときに選べる最善の道を進んでいくことしかできませんし、それでいいと私は思っています。

それは普段の療養もそうですし、看取りに向けての道のりも同じです。多くの患者さんに接している私たちが先々の展開を見越して“早過ぎる提案”をしても、本人やご家族は受け入れられないことがよくあります。

本人、ご家族の時間の流れに歩みを合わせながら、私たちも何度も訪問し、関わっているメンバーで**たくさんの対話を繰り返し、皆が納得できる最適解へと向かっていく**ことが大事です。

在宅医療の質④
笑いのある看取り

在宅医療の実績としては、亡くなったときに1回訪問するだけでも、私たちのように数十回以上訪問しても、看取り実績は同じ「1」というカウントになります。

しかし、あえて何度も患者さん宅に足を運び、患者さんやご家族の安心を支えていくという関わりは数字には表れませんが、在宅医療の「質」を表す重要な要素の1つです。そして、そのように皆で悩みながらともに最期の日々までを過ごしていくと、その後に「笑いのある看取り」を迎えられることがあります。

「笑いのある看取り」とは、できることをやり切ったようなときにご家族と在宅医療チームに生まれてくる自然な笑いのことです。

映画『ピア〜まちをつなぐもの』では、闘病後に亡くなった母親の看取りをしたあとに、遺族であるお父さんと娘さんが笑っています。母親のご遺体を前にして医師が「きれいなお顔ですね」と声を掛けると、「先生、うちの奥さんに見とれないでください」とお父さんが返して、ワーッと笑いが起きる。これは最後のときまで一緒に闘い、力を尽くしてきた人たちだからこそ、できる会話であり、笑いだと思います。

私たちもそんな看取りを1つでも多く支援できたら、うれしく思います。

これからも皆さんに必要とされる質の高い医療・ケアを提供していけるよう、私たちも努力を続けていくつもりです。

おわりに

本書を最後までお読みいただき、ありがとうございました。

私が一般の方々に広く在宅医療を知っていただきたいと思い、『1時間でわかる！ 家族のための「在宅医療」読本』を出版したのが2017年のことです。

それから4年が過ぎ、今回の書籍では事例を中心に、在宅医療のより具体的な姿をご紹介することを意識してみました。

在宅医療とはどのようなもので、どういう支援が受けられるのか。医療・介護の専門職のチームと本人・ご家族でどのように療養生活を送り、看取りまでを過ごしていくのか。

そうした在宅医療の実際の姿や、質の高い在宅医療というものについて、皆さんの知識・理解を深めるのに少しでもお役に立てばうれしく思います。

本書の最後に、少しだけ私自身のことも記しておきます。

私が在宅医療クリニックを開業したのは、5年前の2016年です。それ以前は、リウマチ膠原病内科医をしていました。

リウマチは、国内で60万〜100万人が抱えているよく知られた慢性疾患ですが、難治性の病気の1つでもあります。治すというよりも、生涯にわたり病気をコントロールしていくのが医師の役割になります。

私がリウマチ膠原病内科医をしていた頃は、病院の医師は急性期の治療が終わると、その後の患者さんとの接点がなくなってしまうのが通例でした。

しかし私は退院後の患者さんのことが気になり、退院後の生活の質を保つために積極的に訪問診療に携わっていました。

そうしたなかで病院の「治す医療」のほかに、在宅医療が担う**「支える医療」**の大切さ、需要の多さを痛感したのです。

そしてまだまだ知られていない在宅医療という分野を少しでも広めたいと思うようになり、自分がそのお手伝いをできたらと考え、開業を決意しました。

実際に在宅医療を行うようになって、その人の人生の最期まで責任をもって寄り添える「支える医療」にやりがいを感じ、これこそが自分の目指す医療だという思いを強くしました。その思いは、今もまったく変わりはありません。

在宅医療をしているなかでも、私がいちばん好きな瞬間は、自宅で心からくつろいでいる患者さんの姿を見ることです。

病気は、人から自分らしさを奪います。

病気になり、病院で治療を受けると生活も一変してしまいます。食べるものも行動も制限され、自宅で好きな音楽を聴くとか、家族とテレビを見て他愛のない話をするとか、そうした何げない日常がすべて奪われてしまいます。

しかし、病院から家庭に帰ってきた患者さんたちは、皆さん一様に安心した表情になります。やっと自分が自分でいられる喜びと、愛する家族とともにいられる安心感があるのでしょう。

特に重い病気を抱えていたり、最終段階が近づいて死と向き合わざるを得なくなったりした患者さんは、人生の最後の日々のなかで、家族との時間を大切にされ、その愛情溢れる時間をとても愛おしんでいます。

もちろん、現実には穏やかな良い日ばかりではありません。

苦痛で機嫌良くいられない日も、不安で眠れない日もあるでしょう。苛立ちを周りにぶつけてしまったり、家族で頭を抱えたりする日もあると思います。終末期が近づいた患者さんでは、次第に生きることそのものに疑問を抱き、自らの人生の意味について疑問を抱くこともあると思います。

医療従事者である私たちには、その答えを出すことはできません。しかし患者さんの苦しみに共感し、その言葉に耳を傾けることはできます。そうして対話を繰り返すことで、患者さんは自分の人生を振り返り、自分を支えてくれた人たちの存在に感謝し、次第に自分の人生の価値を見いだしていくことがよくあります。

そういう過程に立ち会えること自体が、医師としても１人の人間としても貴重な経験であり、私自身の成長の糧になっています。

最近、私が思うのは、長寿が当たり前になった現代人にとって、自分や大切な人の「衰え」や「死」を受け入れることは、以前より困難になっているのではないか、ということです。

特に宗教をもたない人が多い日本では、その傾向が強いかもしれません。宗教のような拠り所がないと、死の先は暗闇であり、死がすべての終わりと思えるのではないでしょうか。

それに対して宗教的な信仰をもつ患者さんは、死によって命が終わるとはとらえていないように感じます。死に向かう自分にも役割があり、死の向こうにも神のお導きがあると語られ、穏やかに最期を迎えられている印象です。

そういうさまざまな患者さんに日々接していると、人生の最終段階に寄り添う人は、必ずしも医療従事者である必要はないのかもしれないと考えることがあります。

宗教家もその1つかもしれませんし、緩和ケアの専門家が地域ごとに配置されるような動きもあるかもしれません。その意味では、今後、在宅医療の役割も変わっていくことも考えられます。

ただ現在の日本では、人生の最終盤に向かう人たちとその家族を支えるという役割を中心的に担っているのは、やはり在宅医療チームであるのは確かです。

多くの患者さん宅を駆け回る日々のなかで、私は、結局のところ、人はどんな状態であっても「1日1日を一生懸命生きる」ことが、最も重要なのではないかとも感じています。

また、新型コロナウイルスの流行によっても、私たちが命を考えるときの本質が、よりはっきりしたように思います。病院ではなく在宅を希望する人が増えたのは、病院で高度な最新医療が受けられることよりも、人生の最期には「家族に会える」「そばにいられる」ことが大切なのです。その思いに寄り添えるのは、やはり在宅医療です。

私にできることは限られていますが、これからも全力で患者さんとご家族に真摯に向き合っていきたいと思います。

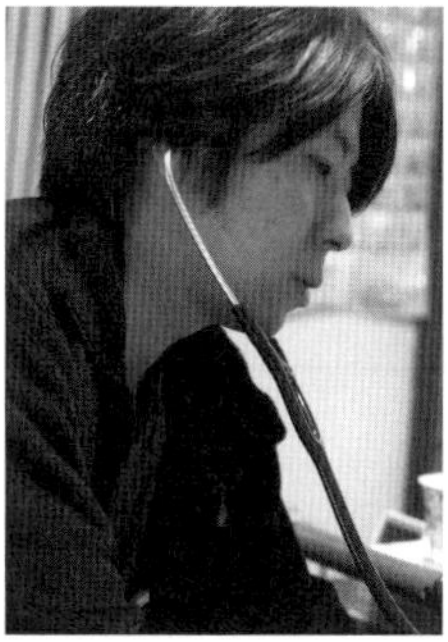

内田貞輔（うちだ・ていすけ）

医療法人社団貞栄会理事長。医学博士。栃木県出身。2007年聖マリアンナ医科大学卒業。2013年聖マリアンナ医科大学内科学講座助教授。2015年より静岡ホームクリニック院長。2016年11月に同クリニックを法人化し、医療法人社団貞栄会を設立。静岡市駿河区を中心に在宅医療に従事してきた。また、東京都港区には三田在宅診療クリニック、千葉県千葉市には千葉在宅診療クリニックがある。日本在宅医療連合学会在宅専門医・指導医、日本プライマリ・ケア連合学会指導医、日本リウマチ学会リウマチ専門医・指導医、日本アレルギー学会アレルギー専門医、日本内科学会総合内科医、難病指定医師 肢体不自由児指定医師、緩和ケア研修修了医。

YouTube チャンネルで、書籍で伝えきれなかった在宅医療について詳しく解説しています。

本書についての
ご意見・ご感想はコチラ

事例でわかる!
家族のための「在宅医療」読本

2021年5月28日　第1刷発行

著　者　　内田貞輔
発行人　　久保田貴幸

発行元　　株式会社 幻冬舎メディアコンサルティング
〒151-0051　東京都渋谷区千駄ヶ谷4-9-7
電話　03-5411-6440(編集)

発売元　　株式会社 幻冬舎
〒151-0051　東京都渋谷区千駄ヶ谷4-9-7
電話　03-5411-6222(営業)

印刷・製本　瞬報社写真印刷株式会社
装　丁　　弓田和則

検印廃止

Printed in Japan
ISBN 978-4-344-93256-2 C0047
幻冬舎メディアコンサルティングHP
http://www.gentosha-mc.com/